SWIMMING
Anatomy

[수영 아나토미] 신체 기능학적으로 쉽게 배우는 수영

2010

SWIMMING
Anatomy [수영 아나토미] 신체 기능학적으로 쉽게 배우는 수영

2010년 12월 3일 초판 발행
2023년 6월 21일 초판 5쇄 발행

저자 / 이안 맥클라우드
역자 / 오재근·육현철·이종하·최세환·한규조

발행자 / 박홍주
발행처 / 도서출판 푸른솔
편집부 / 715-2493
영업부 / 704-2571
팩스 / 3273-4649
디자인 / 이산
주소 / 서울시 마포구 도화동 251-1 근신빌딩 별관 302호
등록번호 / 제 1-825

값 / 19,000원

ISBN 978-89-93596-18-2 (93510)

SWIMMING
Anatomy

[수영 아나토미] 신체 기능학적으로 쉽게 배우는 수영

이안 맥클라우드 지음 / 오재근·육현철·이종하·최세환·한규조 옮김

푸른솔

CONTENTS

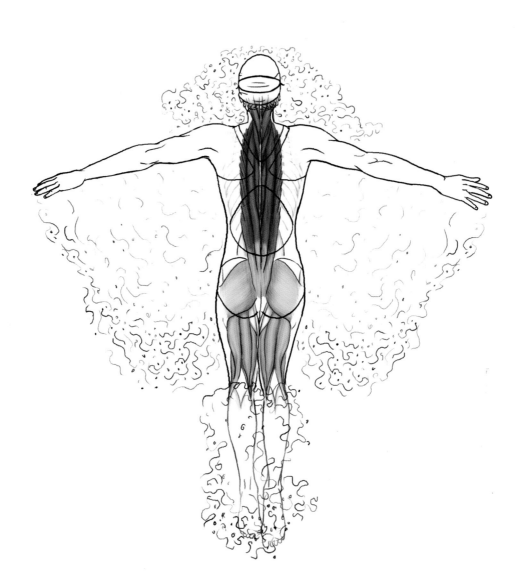

서문

『수영 아나토미(Swimming Anatomy)』는 4가지 수영 영법에서 근골격계의 역할을 시각적으로 설명하고 수영에 적합한 다양한 지상(dryland) 웨이트트레이닝 운동을 소개하는 책이다. 이러한 운동은 경기력을 극대화하고 향상시키는 데 도움이 된다. 운동은 구체적인 예로 설명되어 당신은 각각의 영법, 스타트와 턴에서 가장 흔히 사용되는 근육을 타깃으로 하는 운동을 선택할 수 있어, 당신의 운동 프로그램에서 최선의 결과를 얻게 된다. 아울러 이 책에 소개된 운동은 주요 안정화 근육을 강화하고 근육 불균형을 줄여 손상의 예방에도 도움이 된다. 운동이 어떻게 경기력을 향상시키는지에 관한 이해를 돕기 위해, 스위머가 물을 헤치고 나아갈 때 다양한 근육이 하는 역할과 그러한 근육을 타깃으로 하는 운동을 이용하는 지침이 설명되어 있다.

제1장에서는 자유형, 접영, 배영과 평영 별로 킥(kick) 동작에서와 당기기(pull-through) 및 되돌리기(recovery) 단계에서 사용되는 주동근육을 개관하여 살펴본다. 아울러 일부 근력 훈련 원칙 및 이들이 어떻게 수영에 적합한 지상 운동 프로그램의 설계와 관련이 있는지도 다룬다. 제2장에서 제8장까지는 주요 신체 부위에 따라 구성되었으며, 각각의 장에서 운동은 해부학적 도해와 함께 따라 하기 쉬운 설명과 지침으로 소개된다. 이러한 해부 도해는 색깔로 구분해 각각의 운동과 동작에서 단련되는 주동근육, 이차근육과 결합조직을 나타내고 있다.

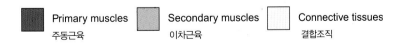

Primary muscles
주동근육

Secondary muscles
이차근육

Connective tissues
결합조직

CHAPTER 1

운동 중의 스위머 THE SWIMMER IN MOTION

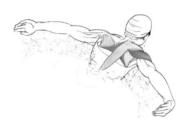 스위머는 대부분의 지상 스포츠에서 선수가 경험하지 못하는 몇몇 특유의 도전에 직면한다. 첫 번째 도전은 4가지 영법이 모두 팔과 다리를 다 움직여야 하는 전신성 운동이라는 점이다. 근골격계가 조화롭게 작용해야 각각의 신체 부위가 올바로 움직여 물을 가르는 효율이 극대화된다. 이러한 조화로운 작용을 머릿속에 그려보려면, 신체를 긴 사슬로 또 각각의 신체 분절을 사슬의 연결고리로 생각해보라. 모든 분절은 서로 연결되어 있기 때문에 하나의 분절이 움직이면 기타 모든 분절이 영향을 받는다. 이는 흔히 운동 사슬(kinetic chain)이라 하는데, 이렇게 연결되어 있기에 팔에서 생성된 파워가 몸통을 통해 다리로 전달될 수 있다. 그러나 사슬의 한 연결고리가 약하면 파워 전달이 부족해 신체의 움직임이 조화를 이루지 못하고 손상 위험이 증가할 수 있다.

또 하나 수영에서 특유하게 요구되는 것은 스위머가 스스로 지지기반을 만들어야 한다는 점이다. 밀어낼 안정된 표면이 있는 지상 스포츠의 선수와 달리 스위머는 대부분의 훈련이 유동적인 환경에서 이루어지기 때문에 스스로 지지기반을 만들어야 한다. 물에서 팔과 다리의 움직임을 연결하고 동시에 견고한 지지기반을 만드는 비결은 중심부의 강화와 안정화이다. 중심부는 상체와 하체 근육이 길러지는 토대로서 최적이라고 여겨진다. 아무리 튼튼하고 잘 설계된 집이라도 토대가 약하면 결국 붕괴되고 말 것이다.

물론 수영 자체를 잘하는 것이 더 뛰어나고 더 빠른 스위머가 되는 가장 효과적인 방법이라는 데는 의문의 여지가 없으나, 물 밖의 몇몇 요소가 스위머의 발전에 중요한 역할을 한다. 그 중 하나가 신체 근육 구조와 스트로크 역학 사이의 관계를 잘 이해하고 이를 바탕으로 잘 구성한 지상 운동 프로그램이다. 수영에 동원되는 근육은 주로 신체 분절을 움직이거나 분절을 안정시키는 근육으로 기능한다. 신체 분절을 움직이는 근육으로는 광배근을 예로 들 수 있는데, 4가지 영법의 추진 단계에서 팔을 움직여 물을 가른다. 중심부 복근의 끊임없는 활동은 안정화 기전으로 기능하는 근육의 대표적인 예이다. 이 두 가지 기능은 모두 적절한 스트로크 역학과 물을 가르는 효율에 중요하다. 4가지 영법 각각에서 근육이 동원되는 패턴은 추진 단계(propulsive phase), 되돌리기 단계(recovery phase)와 킥(kick)으로 분류해 활성화되는 근육을 설명한다.

 자유형

 배영

 평영

 접영

 스타트와 턴

　이어지는 장들에서 운동에 대한 설명을 보면 오른쪽 그림과 같이 5개의 아이콘이 나와 있는데, 4개는 4가지 영법 각각을, 나머지 1개는 스타트와 턴을 나타낸다. 이러한 아이콘을 파란색으로 표기한 목적은 특정한 영법 또는 스타트와 턴에 특히 적합한 운동을 구분하기 위한 것이다.

자유형

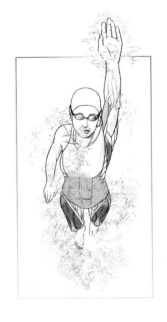

손이 물에 입수(entry)하면서 손목과 팔꿈치가 따라가고 팔이 펴져 추진 단계의 시작 자세가 된다. 스위머는 견갑골을 위쪽으로 회전시켜 물에서 신장된 자세를 취한다. 이러한 신장된 자세에서 추진 단계의 캐치(catch, 물 잡기)가 시작된다. 이 초기 동작은 먼저 대흉근의 쇄골 부분에 의해 이루어지고, 곧 광배근이 합류해 대흉근을 돕는다. 이 두 근육은 수중에서 풀(pull, 물 당기기) 동작을 하는 동안 대부분의 힘을 생성하며, 거의 풀 동작 후반에 이와 같은 힘을 낸다. 손목 굴근은 추진 단계 내내 작용해 손목이 약간 굽혀지게 한다. 팔꿈치에서는 팔꿈치 굴근(상완이두근과 상완근)이 캐치의 시작과 함께 수축하기 시작해 완전히 펴진 팔꿈치를 점차 약 30도 구부린 자세로 가져간다. 추진 단계의 마지막 부분에서는 상완삼두근이 작용해 팔꿈치를 펴며, 이에 따라 손은 뒤쪽 및 위쪽으로 수면을 향해 움직여 추진 단계가 끝난다. 팔꿈치가 펴지는 정도는 개인의 스트로크 역학과 되돌리기 단계에 들어가는 시점에 달려 있다. 삼각근과 회전근개(극상근, 극하근, 소원근과 견갑하근)는 되돌리기 단계에서 활성화되는 주동근육으로, 팔과 손을 엉덩이 근처에서 물 밖으로 나오게 하고 재입수를 위해 머리 위로 되돌리는 기능을 한다. 자유형을 할 때 양팔의 움직임은 본질상 서로 엇갈리는데, 한쪽 팔이 추진을 담당하는 사이 다른 쪽 팔은 되돌리기 과정에 있다는 의미이다.

여러 근육군이 추진 단계와 되돌리기 단계에서 안정근(stabilizer)으로 기능한다. 주요 근육군의 하나는 견갑골 안정근(소흉근, 능형근, 견갑거근, 중간 및 하부 승모근과 전거근)이며, 그 이름이 의미하듯이 견갑골을 고정시키거나 안정시키는 작용을 한다. 이 근육군이 적절히 기능하는 것이 중요한데, 팔과 손에 의해 생성되는 모든 추진력은 견갑골이 견고한 지지기반을 갖느냐에 달려 있기 때문이다. 아울러 견갑골 안정근은 되돌리기 단계에서 삼각근 및 회전근개와 협력해 팔의 위치를 바꾼다. 중심부 안정근(복횡근, 복직근, 내복사근, 외복사근과 척추기립근)도 효율적인 스트로크 역학에 중요한데, 팔과 다리의 움직임을 연결하는 작용을 하기 때문이다. 이러한 연결은 자유형 수영에서 몸의 조화로운 롤링(rolling, 수영 중 몸이 좌우로 기울어지는 것)에 긴요하다.

팔 움직임처럼 킥 동작도 추진 단계와 되돌리기 단계로 구분할 수 있으며, 이는 다운비트(downbeat, 내려차기)와 업비트(upbeat, 올려차기)라고도 한다. 추진 단계(다운비트)는 장요근과 대퇴직근이 활성화되면서 엉덩이에서 시작된다. 대퇴직근은 슬관절도 신전시키며, 이는 고관절 굴곡이 시작된 후 바로 일어난다. 대퇴사두근(외측광근, 중간광근과 내측광근)은 대퇴직근과 협력해 슬관절이 보다 강하게 신전되도록 돕는다. 추진 단계와 마찬가지로 되돌리기 단계도 둔근(주로 대둔근과 중둔근)이 수축하면서 엉덩이에서 시작되고, 이어서 바로 햄스트링(대퇴이두근, 반건양근과 반막양근)이 수축한다. 이 두 근육군은 고관절 신근으로 기능한다. 발은 비복근 및 가자미근의 활성화와 다운비트 시 물에 의한 압력에 따라 킥 동작 내내 족저굴곡 자세(plantarflexed position)를 유지한다.

접영

자유형과 접영의 주요 차이점
은 접영을 할 때에는 양팔이 일
치하여 움직이는 반면 자유형
에서는 양팔이 서로 엇갈려 움
직인다는 것이다. 접영과 자유

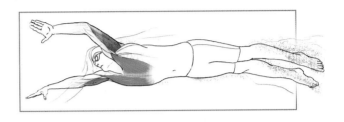

형은 수중에서 풀(물 당기기) 동작의 패턴이 동일하기 때문에 근육이 동원되는 패턴도 거의
동일하다. 자유형과 같이 접영에서도 스위머가 수중에서 추진 단계에 들어갈 때 양팔은 신
장된 상태에 있다. 추진 단계 내내 활성화되는 근육은 주동근육으로 기능하는 대흉근 및 광
배근과 손목을 중립 자세나 약간 굽힌 자세로 유지하는 작용을 하는 손목 굴근이다. 팔꿈치
는 캐치(물 잡기)의 시작 시 완전히 펴진 상태에서 상완이두근과 상완근이 활성화되면서 풀
동작의 중간 부분에 이르면 약 40도로 구부러진다. 자유형과 달리 풀 동작의 마지막 부분에
서는 팔꿈치를 힘차게 펴도록 강조해 상완삼두근에 가해지는 부하가 더 크다. 자유형처럼
회전근개와 삼각근이 모두 되돌리기 단계에서 팔의 움직임을 담당하나, 그 역학은 다소 다
르다. 자유형에서 되돌리기 과정을 돕는 몸의 롤링이 접영에서는 결여되어 있으며, 대신 몸
통이 파동 치면서 움직이고 이는 몸통 상부 전체를 물 밖으로 나오게 해 되돌리기 과정을 돕
는다.

　다시금 견갑골 안정화 근육이 아주 중요한데, 양팔에 의해 생성된 추진력에 견고한 고정점
을 제공하는 기능을 하고 되돌리기 단계에서 팔의 위치를 바꾸도록 도와주기 때문이다. 비
록 접영은 자유형에 있는 몸의 롤링이 결여되어 있지만, 중심부 안정근은 팔과 다리의 움직
임을 연결해 여전히 중요하며 파동 치는 동작을 만들어 되돌리기 단계에서 몸통 상부와 팔
이 물 밖으로 나오도록 하는 데 중요한 역할을 한다. 파동 치는 움직임은 등 하부에서 두개
골 바닥까지 여러 근육군에 걸친 척추 옆 근육이 수축하면서 시작된다. 이러한 수축으로 등
이 아치를 이루고 이때 팔은 되돌리기 과정을 거친다. 바로 뒤이어 복근이 수축하며, 이는
상체가 손의 입수를 통해 추진 단계에 들어가도록 준비시킨다.

　팔과 마찬가지로 접영에서 킥 동작에 사용되는 근육은 자유형의 경우와 동일하나, 킥 역학에 있어 유일한 차이점은 두 다리가 일치하여 움직인다는 것이다. 추진 단계인 다운비트(내려차기)는 고관절 굴근으로 작용하는 장요근과 대퇴직근이 수축하면서 시작된다. 대퇴직근은 슬관절도 신전시키며, 이와 관련해 대퇴사두근이 활성화되어 슬관절의 신전을 더욱 돕는다. 둔근은 킥의 되돌리기 단계를 추진한다. 또한 동시에 햄스트링이 수축해 고관절을 신전시키는 작용을 한다. 발은 물의 저항과 더불어 족저굴근(plantarflexor)으로 작용하는 비복근과 가자미근의 활성화로 족저굴곡 자세를 유지한다. 경주 시작 시와 매번의 턴 이후에 사용되는 돌핀킥은 팔 움직임과 연계된 더 작고 더 고립된 킥보다 더 많은 근육을 동원한다. 엉덩이와 무릎에서 이루어지는 움직임 외에도 돌핀킥은 중심부 안정근과 척추 옆 근육의 활성화를 통해 몸통의 파동 치는 움직임과 연관이 있다.

배영

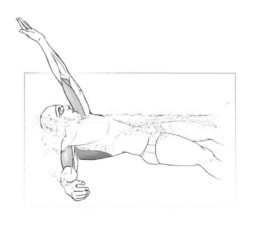

비록 배영은 영법들 중에서 체위가 독특하지만, 여전히 손의 입수, 캐치 부분 및 종료 부분으로 이루어지는 추진 단계와 되돌리기 단계로 나눌 수 있다. 어깨를 회전시키면 새끼손가락이 가장 먼저 물에 들어가는 손의 자세가 나온다. 팔꿈치를 펼치면서 스위머는 신장된 자세를 취해 수중 추진 단계를 시작한다. 배영이 자유형 또는 접영과 다른 점은 초기의 캐치 부분이 광배근에 의해 지배된다는 것이다. 대흉근이 기여하는 역할은 더 작다. 이러한 차이점에도 불구하고 광배근과 대흉근은 여전히 주동근육이고 추진 단계 내내 어느 정도로 활성화된다. 손목 굴근도 추진 단계 전체에서 여전히 없어서는 안 될 근육이긴 하지만, 손목은 중립 자세 또는 약간 편 자세로 유지한다. 물의 압력과 더불어 상완이두근 및 상완근의 활성화에 따라 팔꿈치는 캐치가 시작될 때 약 45도로 구부러진다. 캐치가 끝날 무렵에는 팔꿈치가 90도까지 구부러질 수 있고 곧 이어 종료 부분으로 전환된다. 접영에서의 종료 부분과 같이 팔꿈치를 힘차게 펴는 것을 보다 강조해 추진 단계의 종료 부분에서는 상완삼두근에 가해지는 부하가 높다.

배영을 할 때 안정화 근육의 역할은 자유형의 경우와 비슷한데, 주로 팔을 엇갈려 움직이는 동작이 비슷하고 두 영법 모두 몸의 롤링을 포함시키기 때문이다.

배영에서 킥 동작은 자유형과 접영의 킥 역학에서 관찰되는 움직임을 합쳐 놓은 것이다. 자유형처럼 배영은 엇갈리는 킥 동작을 사용한다. 주요 차이점은 스위머의 자세로 인해 대부분의 힘이 킥 동작의 업비트 부분에서 생성되는 반면 자유형에서는 다운비트에서 생성된다는 것이다. 또한 배영은 접영처럼 경주 시작 시와 매번의 턴 이후에 돌핀킥을 사용한다. 근육이 동원되는 패턴은 두 영법에서 동일하나, 유일한 차이점은 스위머의 체위 때문에 방향이 변화한다는 점이다.

평영

기타 영법과 같이 평영에서 팔의 움직임은 추진 단계와 되돌리기 단계로 구분된다. 추진 단계는 어깨와 팔을 머리 위로 신장시킨 자세에서 시작된다. 수중에서 풀 동작의 전반은 자유형 및 접영의 경우와 비슷하다. 대흉근의 쇄골 부분이 움직임을 시작하고 바로 광배근이 합류한다. 풀 동작의 후반에서는 대흉근과 광배근이 힘차게 수축해 팔과 손을 몸의 정중선으로 당겨 풀 동작을 종료한다. 종료 단계에서 생성되는 힘은 물속에서 스위머를 앞쪽으로 추진시키고 스위머의 몸통을 위쪽으로 추진시키는 데 쓰이며, 이는 척추 옆 근육의 수축에 의해 도움을 받는다.

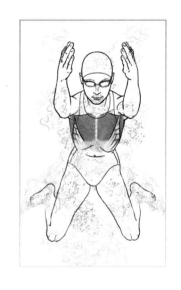

이러한 움직임은 스위머의 머리와 어깨를 물 밖으로 나오게 한다. 팔꿈치는 굴곡과 회전을 해 손을 몸의 정중선으로 가져와 되돌리기 단계로 전환되게 한다. 손을 시작 자세로 되돌리기 위해서는 가슴 아래 위치한 팔이 되돌아가야 한다. 이 동작은 대흉근, 전삼각근과 상완이두근의 장두가 동원되어 이루어지며, 이들 근육은 모두 견관절을 굴곡시키는 기능을 한다. 동시에 상완삼두근이 팔꿈치를 신전시켜 되돌리기 단계가 완료되며, 팔은 원래의 신전되고 신장된 자세로 되돌아간다.

다른 영법과 마찬가지로 견갑골 안정화 근육은 팔에 의해 생성된 힘과 움직임에 견고한 지지기반을 제공하는 데 중요하다. 접영처럼 평영도 몸의 롤링 부분이 결여되어 있다. 그럼에도 불구하고 중심부 안정화 근육은 팔과 다리가 움직이는 패턴을 효율적으로 연결하는 데 중요하다.

팔의 움직임과 같이 킥 역학은 아웃스윕(outsweep, 바깥으로 젓기)과 인스윕(insweep, 안으로 젓기)로 이루어지는 추진 단계와 되돌리기 단계로 구분할 수 있다. 추진 단계는 양발을 엉덩이 너비로 벌리고 무릎과 엉덩이를 구부린 상태에서 시작된다. 아웃스윕은 양발을 바깥쪽으로 회전시킨 자세에서 시작되며, 이러한 자세는 고관절, 슬관절과 족관절을 함께 움직여 취할 수 있다. 발을 바깥쪽으로 돌린 후 아웃스윕 동작은 고관절과 슬관절을 신전시키면서 계속된다. 둔근과 햄스트링은 고관절을 신전시키는 기능을 하며, 대퇴직근과 대퇴사두근은 슬관절을 신전시키는 작용을 한다. 아웃스윕에서 인스윕으로 전환할 때 슬관절과 고관절은 아직 완전히 신전되어 있지 않은 상태이므로, 각각의 근육은 인스윕 부분으로 넘어갈 때에도 계속 작용해 슬관절과 고관절을 완전히 신전시키게 된다. 인스윕을 시작할 때 다리는 외전된 상태에 있어, 다리를 급속히 내전시켜 힘을 생성할 수 있는 기회가 생긴다. 다리는 대퇴 내측 상부를 따라가는 내전근을 수축시켜 다시 모으게 된다. 인스윕의 마지막 부분에서는 저항(drag)을 최소화하기 위해 종아리 근육이 활성화되어 발과 발목을 모은다. 되돌리기는 고관절을 굴곡시키는 기능을 하는 대퇴직근 및 장요근과 슬관절을 굴곡시키는 작용을 하는 햄스트링을 동원해 이루어진다.

지상 훈련 프로그램

비록 이 책은 운동 프로그램 구성의 세부사항과 지침을 완전히 제공하지는 않지만, 각각의 운동이 어떻게 스위머인 당신에게 직접적으로 도움이 될 수 있는지에 대한 이해를 제공하고 이는 다시 특정한 프로그램 구성을 위해 운동을 선택할 때 더 나은 결정을 하도록 도와줄 수 있다. 예를 들어, 운동 프로그램에서 삼두근을 타깃으로 하는 운동이 요구된다면 제2장에 그러한 운동이 많이 나와 있다. 그러나 여기서는 훈련 프로그램 구성을 위한 일반적인 원칙과 아이디어를 소개한다.

지상 훈련 프로그램을 구성할 때에는 몇 가지 고려사항이 있다. 수영은 본질상 반복적이어서 스위머가 근육 불균형을 일으킬 소인이 있다. 광배근과 대흉근 같은 근육은 견갑골 안정근(특히 중간 및 하부 승모근과 능형근)을 이루는 보다 작은 근육들에 비해 과다 발달된다. 다리에서는 흔히 대퇴사두근과 고관절 굴근이 보다 약한 햄스트링과 둔근에 비해 지배적이다. 이러한 근육 불균형은 근력 불균형을 초래할 뿐만 아니라 유연성 결여와 자세 불균형을 야기할 수 있어 손상을 일으키기 쉽고 최적의 경기력을 저해한다. 그러므로 지상 프로그램을 구성할 때에는 유연성 요소를 포함시켜야 한다. 유연성 훈련의 영역에서 최근의 연구 결과에 따르면 동적 스트레칭 및 움직임이 운동 세션을 위한 준비에 효과적인 방법이라고 한다. 동적 움직임 및 스트레칭은 전신 움직임을 포함하도록 구성할 수 있는데, 이와 같은 전신 움직임은 효과적인 저강도 워밍업의 역할을 하면서도 유연성이 결여된 부위를 해소할 수 있다. 아울러 지상 프로그램을 마칠 때 정적 스트레칭을 통해 경직된 근육군을 풀어주는 데도 관심을 기울일 수 있다.

자신에게 적절한 운동을 선택할 때에는 주의 깊게 고려해야 한다. 운동의 선택에 도움이 될 수 있는 두 가지 개념으로 이행(transference)과 구분(isolation)이 있다. 이행은 운동이 특정한 기술이나 과업(여기서는 수영)에 도움이 되는 방식으로 근육을 강화하는 능력이다. 이행은 다시 직접적인 형태와 간접적인 형태로 나눌 수 있다. 직접적인 이행은 운동의 움직임이 주요 영법들 중 하나의 특정한 부분과 직접적인 관련이 있기 때문에 운동을 선택하는 것과 관련이 있다. 한 가지 예를 들면 피지오볼 프로운 스트림라인(physioball prone streamline) 운동(150페이지 참조)을 이용하는 것인데, 이 운동은 스위머가 스타트와 턴 이후에 취하는 유선형 자세와 흡사하기 때문에 선택하게 된다. 간접적인 이행은 운동이 타깃으로 하는 근육군이 주요 영법들 중 하나의 한 단계에서 사용되는 근육군과 비슷하기 때문에 또는 운동이 영법의 특정한 부분으로 이행될 수 있기 때문에 그 운동을 선택하는 것과 관련이 있다. 한 가지 예가 랫 풀다운(lat pull-down) 운동(134페이지 참조)을 이용하는 것인데, 이 운동은 각각의 주요 영법에서 팔의 주동근육인 광배근을 타깃으로 하기 때문에 선택하게 된다. 구분은 (1) 근육 불균형 때문에 덜 발달된 부위, (2) 손상 예방을 위해 중요한 부위, 또는 (3) 스위머의 영법 프로파일에서 약한 곳으로 확인된 부위를 강화할 목적으로 특정한 근육이나 근육군을 구분하여 훈련시키는 운동을 선택하는 것과 관련이 있다.

또 하나의 선택은 어느 지상 훈련 모델을 사용할 것이냐, 즉 전통적인 웨이트트레이닝 프로그램 아니면 서킷 기반 프로그램(circuit-based program)을 선택할 것이냐이다. 전통적인 웨이트트레이닝 프로그램은 한 번에 한 가지나 두 가지 운동을 일정한 세트로 반복하여 수행하고 다음 운동 세트로 넘어간다. 이러한 프로그램은 대학에 진학할 나이이거나 그보다 나이가 더 많은 스위머에게 더 적합하다. 반면 서킷트레이닝 프로그램은 일련의 운동을 돌아가면서 한다. 한 가지 운동을 한 세트 수행한 후 다음 운동으로 넘어간다. 서킷 프로그램은 (1) 지상 프로그램을 수영장 갑판(pool deck)에서 시행하고 있을 때, (2) 많은 스위머가 동시에 프로그램에 참여하고 있을 때, 또는 (3) 보다 젊은 스위머들이 훈련하고 있을 때 이상적이다. 서킷 프로그램의 또 다른 이점은 시간 효율적이라 많은 운동을 짧은 시간에 마칠 수 있다는 점이다.

전통적인 또는 서킷 지상 프로그램을 시행할 때 성과를 극대화하기 위해서는 운동을 수행하는 순서에 세심한 주의를 기울여야 한다. 모든 프로그램은 동적인 유연성 운동과 저강도 유산소 운동으로 이루어진 10분간의 워밍업으로 시작해야 한다. 워밍업 후에는 몇몇 손상 예방 및 중심부 안정화 운동을 포함시켜야 한다(제5장의 운동에서 선택한다). 순서는 팔과 다리의 움직임을 통합하는 전신 운동으로 시작해서 다관절 운동으로, 그 다음엔 구분 운동으로 진행한다. 예를 들어, 팔과 견갑대(shoulder girdle, 쇄골, 견갑골과 상완골 부위)를 훈련시킬 때는 싱글-암 론 모우어(single-arm lawn mower, 190페이지)로 시작하고, 다음에 바벨 플랫 벤치 프레스(barbell flat bench press, 84페이지)를 하고, 덤벨 바이셉스 컬(dumbbell biceps curl, 40페이지)로 마칠 수 있다. 기본 개념은 바이셉스 컬 운동을 먼저 하지 않는다는 것인데, 이렇게 하면 상완이두근이 피로해져 싱글-암 론 모우어 운동으로 들어 올릴 수 있는 전체 웨이트가 줄어들게 된다. 수영에 비유하자면 연습할 때 본 운동인 자유형 세트를 하기 전에 지칠 정도로 킥 세트를 하지 말라는 것인데, 다리를 피로하게 하면 자유형 세트에서 최대의 효과를 보는 능력이 제한되기 때문이다. 본 운동을 마친 후에는 시간을 내어 추가로 중심부 안정화 운동과 정적 스트레칭을 하고 유연성을 기를 수 있다. 당신의 최종 프로그램은 3가지 이상의 운동으로 구성되어야 한다는 점에 유의하라. 위에서 운동을 3가지만 제시한 것은 그저 예일 뿐이다.

또 하나 고려해야 할 개념은 미는 운동과 당기는 운동에 관한 것이다. 푸시업과 벤치 프레스 같이 미는 운동은 주로 흉근과 삼두근을 단련시키는 반면, 풀업과 시티드 로우처럼 당기는 운동은 주로 광배근과 이두근을 훈련시킨다. 이러한 종류의 운동들은 타깃으로 하는 근육군이 서로 반대쪽에 있으므로 지상 프로그램에서 운동을 번갈아 하면 흔히 유익한데, 이렇게 교대로 할 경우에 한 근육군이 운동하는 사이 다른 근육군은 회복할 수 있기 때문이다.

다음으로 다루어야 할 질문은 각각의 운동을 몇 세트로 얼마나 많이 반복해야 하는가이다. 반복 횟수는 운동량과 강도가 반비례 관계에 있다는 점에 의해 결정된다. 운동량은 운동의 총 반복 횟수를 말하며, 강도는 주어진 운동을 할 때 기울이는 노력의 정도이다. 이것이 의미하는 바는 주어진 운동의 반복 횟수를 증가시키면 그 운동을 수행할 수 있는 전반적인 강도는 감소한다는 것이다. 예를 들어, 당신은 11kg의 무게로 15회의 덤벨 킥백을 할 수 있을지 모르지만 18kg짜리 덤벨을 고른다면 겨우 8회 반복에 그칠 수도 있다. 이와 같은 관계는 당신의 훈련 목표에 따라 중요해진다. 당신이 근지구력을 향상시키려 한다면 15~20회 정도 반복이 가능한 웨이트를 선택해야 한다. 당신의 목표가 근력을 기르는 것이라면 5~8회 정도로만 반복 가능한 웨이트를 사용해야 한다. 일반적으로 더 많이 반복할 경우에는(15~20회) 2세트를 수행하는 반면, 더 적게 반복할 경우에는(5~8회) 4~5세트를 수행해야 한다. 주어진 운동을 할 때 최종 세트의 마지막 2~3회를 반복하는 동안 타깃으로 하는 근육에서 피로를 느낀다면 그러한 세트와 반복의 조합이 해당 운동에 적합할 가능성이 많다. 서킷트 레이닝 프로그램의 경우에는 반복 횟수를 미리 결정하거나 시간으로 정할 수 있다. 예를 들어, 한 단계에서 싯업을 30회하거나(반복 횟수를 고정함) 1분에 할 수 있는 만큼 많이 싯업을 하도록(시간으로 정함) 할 수도 있다.

지구력 대 근력과 관련해 당신의 훈련 목표는 시즌의 어느 시점에 있는가에 달려 있다. 주기화(periodization) 원칙은 여기에도 적용된다. 주기화는 시즌을 여러 단계로 나눠 각각의 단계에 서로 다른 훈련 목표를 갖게 하는 것이다. 기본 목표는 과다훈련을 방지하고 경기력을 극대화하는 것이다.

젊은 스위머를 위한 지상 훈련

훈련에 있어 중요한 고려사항은 스위머의 나이이다. 얼마 전까지만 해도 근력 훈련, 즉 저항 훈련은 젊은 선수에게 부적절하고 잠재적으로 위험하다고 여겨졌다. 저항 훈련을 하면 성장판에 손상 위험을 증가시켜 아이의 성장에 부정적인 결과를 초래할 수 있다고 생각됐다. 그러나 현재는 젊은이에서 저항 훈련의 안전성과 효과성이 충분히 입증되었고 미국스포츠의학회(ACSM), 미국소아과학회(AAP), 미국정형외과스포츠의학회(AOSSM)와 미국스트렝스컨디셔닝협회(NSCA)가 발표한 입장 또는 정책 성명에 의해 지지를 받고 있는 상태이다.

저항 훈련은 젊은 스위머에게 경기력 향상을 통해 성공 가능성을 높여주고 손상 위험을 줄여줌으로써 즐겁고 긍정적인 전망을 갖도록 도와준다. 또한 저항 훈련은 기본적인 체력에 초점을 둠으로써 그들에게 수중 연습의 고된 훈련에 대비하게 한다. 구체적으로 유익한 점은 근력, 근지구력, 전신 체력, 관절 주위 안정성, 신체 조성, 골밀도 등의 개선이며, 이들은 모두 스포츠 경기력을 향상시킬 수 있다.

연구는 훈련 프로그램의 지속기간, 강도와 운동량이 충분하다면 사춘기 이전에도 훈련에 의한 근력 향상이 가능하다는 점을 보여준다. 현재의 권장지침에 따르면 근력을 향상시키기 위해서는 젊은 선수가 각각의 운동을 13~15회 반복하여 2~3세트씩 하도록 추천한다. 훈련 세션은 이틀 연속으로 하지 않으면서 주당 2~3일로 해야 한다. 이에 따른 근력 향상은 흔히 근육 크기의 증가(비대)보다는 운동단위(motor unit)의 활성화, 동원과 협동 같은 신경근육 요인들의 적응에 의해 일어난다는 점에 유의하라. 젊은 선수는 근육 비대를 유발할 정도로 근육을 증가시키는 호르몬이 충분하지 않으나, 사춘기 후에는 호르몬의 영향 때문에 남녀에서 훈련에 의한 근력 향상이 근량의 증가와 관련이 있다. 저항 훈련은 키를 신장시키지는 않지만 골격 성장을 저해한다고 시사하는 데이터는 없다.

젊은 스위머는 저항 훈련 프로그램을 시작하기 전에 지시사항을 받아들이고 따를 정도로 정서적인 성숙이 충분해야 한다. 또한 선수는 저항 훈련 프로그램 및 특정 운동과 관련해 유익한 점과 위험을 이해할 수 있어야 한다. 운동을 선택할 때는 주어진 연령대의 스위머들이라도 근력과 근육 협동 면에서 현저한 차이가 존재할 수 있다는 점을 명심해야 한다. 운동은 개개인에 바탕을 두어 선택해야 하고 필요하다면 변형시켜야 한다. 젊은 스위머에게 적합하지 않을 수도 있는 운동에 대한 지침은 본문 곳곳에 설명되어 있으며, 그러한 운동을 보다 연령에 적합하게 변형시키는 방법에 관한 예도 제시된다.

젊은 선수를 위해 저항 훈련 프로그램을 짤 때는 점진적이고 단계적인 접근법으로 운동 처방을 하도록 추천한다. 이와 같은 접근법은 올바른 자세와 테크닉, 모든 훈련 세션에 대한 적절한 감독과 서두르지 않는 단계적 운동 진행을 강조한다. 크래머와 플렉(Kraemer and Fleck, 2005)은 선수 연령별로 고려사항을 표로 제시하고 이에 따라 적절한 운동을 선택하는 것이 중요하다고 설명한다(표 1-1).

4가지 스트로크의 역학에서 각각의 근육이 중요한 역할을 한다는 점에 비추어, 당신은 근육을 잘 단련시키고 강하게 유지하는 것이 적절한 테크닉의 유지, 경기력의 향상과 손상 위험의 최소화에 중요하다는 사실을 알 수 있다. 이어지는 각각의 장에서는 수영 특이적인 움직임에 직접 기여하는 방식으로 다양한 근육을 훈련시키는 운동들이 소개된다.

표 1-1. 연령별 저항 훈련 고려사항

연령	고려사항
7세 이하	아이에게 웨이트가 거의 없거나 전혀 없는 기초 운동을 소개한다; 훈련 세션의 개념을 길러준다; 테크닉을 가르친다; 체중 이용 건강체조(bodyweight calisthenics), 파트너 운동과 가벼운 저항 운동으로 시작한다; 운동량을 적게 유지한다.
8~10세	점차 운동 횟수를 늘린다; 모든 리프팅 테크닉을 연습한다; 운동 부하를 점진적으로 늘리기 시작한다; 운동을 단순하게 유지한다; 점차 운동량을 늘린다; 운동 스트레스에 대한 내성을 주의 깊게 모니터링한다.
11~13세	모든 기초 운동 테크닉을 가르친다; 계속 각 운동의 부하를 점진적으로 늘린다; 테크닉을 강조한다; 저항이 거의 없거나 전혀 없는 보다 상급의 운동을 소개한다; 운동량을 늘린다.
14~15세	저항 운동을 보다 상급의 청소년 프로그램으로 진행한다; 스포츠 특이적인 부분을 추가한다; 테크닉을 강조한다; 운동량을 늘린다.
16세 이상	모든 배경 지식을 습득하고 기초 수준의 훈련 경험을 얻은 후 아이를 성인 프로그램 입문 수준으로 옮긴다.

Adapted, by permission, from W.J. Kraemer and S.J. Fleck, 2005, *Strength training for young athletes*, 2nd ed. (Champaign, IL: Human Kinetics), 13.

CHAPTER 2

팔 ARMS

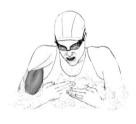

팔은 수영에서 매우 중요하다. 왜냐하면 팔은 상체에서 힘을 생성하는 주요 근육인 광배근 및 대흉근과 스위머가 물을 헤치고 나아가게 하는 고정점 역할을 하는 손 및 전완을 연결하는 부위이기 때문이다. 제1장은 신체를 손에서 시작해 발까지 아래로 줄곧 뻗어가는 사슬에 비유했다. 요점은 스위머가 물을 가르면서 나아갈 때 움직임과 힘이 사슬을 따라 전달된다는 것과 그 사슬은 가장 약한 연결고리만큼만 강하다는 것이었다. 물론 팔의 근육도 물을 헤치고 나아가게 하는 힘의 생성을 돕는다. 이러한 이유들로 지상 프로그램을 통해 팔 근육을 단련시키는 것이 중요하다는 점을 이해하게 된다.

팔꿈치를 기준으로 팔은 상부와 하부로 나뉜다. 팔꿈치는 경첩관절(hinge joint)로 움직임이 신전과 굴곡 2가지로 제한된다. 팔꿈치의 신전은 전완을 상완 반대쪽으로 움직여 팔을 쭉 펼 때 일어난다. 팔꿈치의 굴곡은 반대로 전완을 상완 쪽으로 구부리는 것이다. 상완의 골조를 이루는 뼈는 상완골(humerus)이다. 보통 전완이라 하는 하완은 요골(radius)과 척골(ulna)에 의해 지지된다(그림 2-1). 이 세 뼈는 팔과 전완의 근육이 기시하고 작용하는 주요 부착 부위이자 지렛대이다. 팔에서 이 장의 강화 운동이 타깃으로 하는 2개의 주요 근육군은 팔꿈치 신근 및 굴근이다. 두 근육은 4가지 영법 각각에서 적절한 팔 자세의 유지와 추진에 기여한다.

팔꿈치를 신전시키는 주동근육은 상완삼두근(triceps brachii)이다(그림 2-2). '삼두근(triceps)'은 이 근육이 세 갈래로 되어 있음을 의미하고 '상완(brachii)'은 팔에서 이 근육의 기시 부위를 말한다. 내측두(medial head)와 외측두(lateral head)는 상완골에 부착된 부위에서 기시하며, 장두(long head)는 견갑골에서 기시하여 견관절을 지난다. 이 세 근육은 합쳐져 건을 형성하고 이 건은 주관절(팔꿈치관절) 뒤를 지나 척골의 주두돌기(팔꿈치머리돌기, olecranon process)에 부착된다. 주두돌기는 팔꿈치를 구부릴 때 나타나는 팔꿈치의 끝 부분이다. 주근(팔꿈치근, anconeus)이란 훨씬 더 작은 삼각형 모양의 근육은 주관절을 신전시킬 때 삼두근을 보조하고 팔꿈치 안정근으로서 중요하다. 주근은 상완삼두근의 외측두와 밀접하며, 때로 두 근육의 섬유는 서로 섞인다.

팔꿈치를 굴곡시키는 주동근육은 상완이두근(biceps brachii)과 상완근(brachialis)이다 (그림 2-3). 그 이름이 의미하듯이 이두근은 장두(long head)와 단두(short head)의 두 갈래로 이루어져 있으며, 둘 다 견갑골에서 기시하여 견관절을 지난다. 이 두 근육은 합쳐져 총이두근건(common biceps tendon)을 형성하고 이 건은 주관절 앞을 지나 팔꿈치에서 약 4cm 떨어진 요골 부위에 부착된다. 팔꿈치 굴근으로 작용하는 외에 상완이두근은 전완의 회외(supination) 운동에도 기여하는데, 이는 전완이 회전하여 손바닥이 위로 향하는 것을

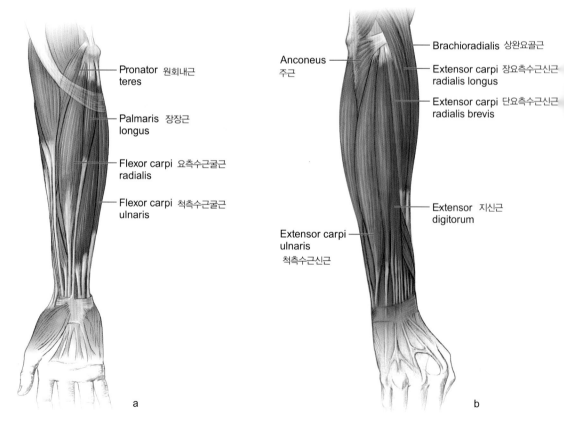

Pronator teres 원회내근
Palmaris longus 장장근
Flexor carpi radialis 요측수근굴근
Flexor carpi ulnaris 척측수근굴근

Anconeus 주근
Brachioradialis 상완요골근
Extensor carpi radialis longus 장요측수근신근
Extensor carpi radialis brevis 단요측수근신근
Extensor digitorum 지신근
Extensor carpi ulnaris 척측수근신근

a

b

그림 2-1. 전완 : (a) 앞쪽과 (b) 뒤쪽

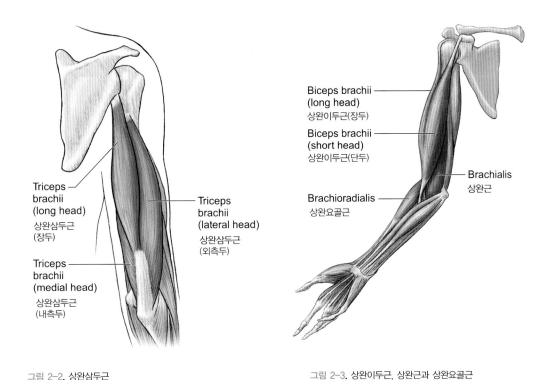

Triceps
brachii
(long head)
상완삼두근
(장두)

Triceps
brachii
(lateral head)
상완삼두근
(외측두)

Triceps
brachii
(medial head)
상완삼두근
(내측두)

Biceps brachii
(long head)
상완이두근(장두)

Biceps brachii
(short head)
상완이두근(단두)

Brachialis
상완근

Brachioradialis
상완요골근

그림 2-2. 상완삼두근   그림 2-3. 상완이두근, 상완근과 상완요골근

말한다. 국그릇을 나를 때 양손은 이와 같은 자세를 취하게 된다. 상완근은 상완이두근 밑에 있고 상완골의 중간 지점에서 기시하며, 주관절 앞을 지나 바로 척골에 부착된다. 때로 팔꿈치 굴곡에 기여하는 보다 작은 근육으로 상완요골근(brachioradialis)이 있다. 이 근육은 팔꿈치 바로 위 상완골의 외측에서 기시하고 전완의 외측 부위를 따라 내려가 수관절(손목관절) 바로 위 요골에 부착된다.

스트로크 역학의 차이에도 불구하고 자유형, 접영과 배영은 풀(pull, 물 당기기) 단계에서 팔꿈치 굴근과 신근의 활성화 패턴이 비슷하다. 스위머가 캐치(catch, 물 잡기)를 통해 진행함에 따라 팔꿈치는 완전한 신전 상태로부터 풀 동작의 중간 부분(midpull)에 이르면 30~90도 구부러진 굴곡 자세로 변화하는데, 굴곡 정도는 영법과 스위머의 역학에 달려 있다. 이렇게 팔꿈치 자세를 변화시키고 또 필요한 경우에 팔꿈치를 고정된 굴곡 자세로 유지시키는 일을 담당하는 주동근육은 상완이두근과 상완근이다. 팔꿈치는 풀 동작의 중간 부분에서 최대의 굴곡을 이룬 후 풀 단계의 나머지 부분에서는 신전된 자세로 진행한다. 이 동작은 추진력의 생성을 돕고 주로 상완삼두근의 적극적 동원에 의해 이루어진다. 생성되는 추진력의 정도는 스위머가 물에서 손을 꺼내 되돌리기 단계(recovery phase)로 들어가는 풀 단계에서의 시점에 달려 있다. 자유형과 접영에서는 현재 많은 코치가 손이 엉덩이에 이르렀을 때에, 팔꿈치가 완전히 신전되기 전에 되돌리기 과정을 시작하라고 스위머에게 가르치고 있다. 한편 배영 역학에서는 캐치 단계에서 구부린 팔꿈치를 완전히 편 채 마친다.

기타 영법에서와 달리 평영에서 풀 단계의 초반부에서는 상완삼두근이 주관절에서 활성화되는 주동근육으로 팔꿈치를 거의 완전히 신전시킨 자세로 유지하는 기능을 한다. 손이 안쪽으로 향하기 시작하면서 아웃스윕(outsweep, 바깥으로 젓기)에서 인스윕(insweep, 안으로 젓기)으로 전환되면 팔꿈치에서 근육이 활성화되는 패턴이 변화하기 시작한다. 팔꿈치 굴근(상완이두근과 상완근)이 활성화되어 팔꿈치가 굴곡 자세를 취하게 되며, 이 움직임은 추진력의 생성을 돕는다. 스위머가 되돌리기 단계로 들어가면 동원 패턴이 다시 변화한다. 상완삼두근이 활성화되어 주관절을 신전시키고, 그에 따라 팔이 쭉 펴져 스위머가 다음 풀 단계를 시작할 준비를 하게 된다.

이 장의 나머지 부분을 읽어가다 보면 몇몇 운동은 하나의 관절, 즉 팔꿈치의 움직임을 동반하고, 특히 팔꿈치 신근(상완삼두근)이나 팔꿈치 굴근(상완이두근과 상완근)만을 타깃으로 한다는 점을 알게 될 것이다. 이와 같은 구분훈련 운동(isolation exercise)은 운동 프로그램 초기에 단일 근육군을 피로하게 하는 것을 방지하기 위해 지상 프로그램 끝 무렵에 배치하는 것이 가장 좋다. 마지막 고려사항은 두 근육군 중 팔꿈치 신근이 수영에서 보다 활성화된다는 점이다. 그러므로 신근과 굴근을 타깃으로 하는 운동을 2:1의 비율로 배치해야 한다.

상체 운동을 할 때에는 운동 전에 안정을 위해 견갑골이 준비 자세를 잡아야 한다. 어느 운동이라도 중심부 역시 준비 자세를 잡아야 한다. 준비 자세를 잡는 방법에 대해서는 다음 설명을 참조하라.

견갑골과 중심부의 준비 자세

견갑골의 준비 자세: 팔 운동, 특히 견관절을 타깃으로 하는 운동을 할 때는 견갑골을 안정된 자세로 두어야 한다. 준비 자세는 마치 견갑골을 바지 뒷주머니에 넣으려는 것처럼 견갑골을 뒤쪽 및 아래쪽으로 조여서 잡는다. 견갑골의 준비 자세를 잡는 과정에서 어깨를 위쪽으로 으쓱하지 말아야 한다. 이러한 동작은 운동의 초점을 승모근의 하부 섬유에서 상부 섬유로 옮기며 승모근의 상부 섬유는 보통 대부분의 스위머에서 이미 과다 발달되어 있기 때문이다.

중심부의 준비 자세: 어느 운동이든 운동 전에 중심부의 준비 자세를 잡기 위해 의식적인 노력을 기울여야 한다. 중심부가 준비 자세를 잡으면 운동 근육이 힘을 발휘할 수 있는 지지기반이 확립된다. 아울러 허리도 안정시켜야 손상 위험을 줄일 수 있다. 중심부의 준비 자세는 복부, 허리 및 둔부 근육을 마치 이들이 복부 부위를 둘러싼 코르셋인 양 동시에 수축시켜서 잡는다. 중심부의 준비 자세에 대한 더 상세한 정보는 제5장 101페이지를 참조하라.

스탠딩 더블-암 트라이셉스 푸시다운
(Standing Double-Arm Triceps Pushdown)

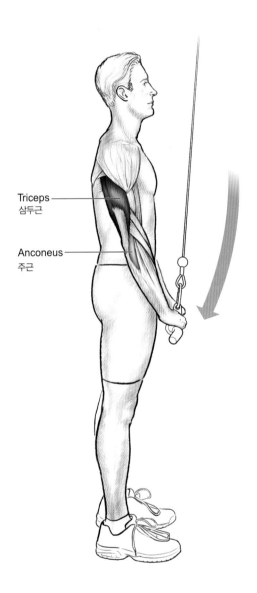

Triceps
삼두근

Anconeus
주근

운동

1. 케이블이 연결된 하이 풀리 머신을 향해 선다. 양손을 어깨너비보다 약간 좁게 벌려 오버핸드 그립으로 가슴 높이에서 손잡이를 잡는다.

2. 팔꿈치를 몸의 양옆에 밀착시킨 채 전완을 신전시켜 팔꿈치를 편다.

3. 웨이트 더미(weight stack)가 나머지 더미의 2.5cm 위에 올 때까지 천천히 내리고 양손을 시작 자세로 되돌린다.

관련근육

    주동근육: 상완삼두근

    이차근육: 주근(팔꿈치근), 손목 및 손가락 굴근

스위밍 포커스

이 운동은 상완삼두근을 타깃으로 하는 데 효과적이고 4가지 영법에 모두 유익하겠지만, 특히 평영에 유용하다. 왜냐하면 운동이 스타트와 턴 이후에 하는 수중 풀 동작의 마지막 부분과 비슷하기 때문이다.

이 운동을 할 때에는 똑바로 선 자세를 유지하고 오직 상완삼두근만 수축시켜 웨이트를 움직이는 데 필요한 힘을 생성하도록 해야 한다. 스위머는 어깨를 앞으로 내민 자세를 취하는 경향이 있기 때문에, 케이블 쪽으로 몸을 기울이고 매번 반복을 시작할 때 상체를 튕기는 나쁜 습관이 생기기 쉽다.

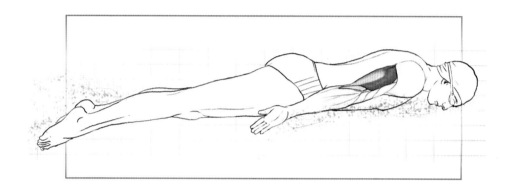

응용운동

로프 스탠딩 더블-암 트라이셉스 푸시다운 (Standing Double-Arm Triceps Pushdown With Rope)

시작 자세에서 양손은 몸의 정중선에 있다. 팔꿈치가 펴지면서 양손은 양 로프의 끝을 바깥쪽으로 당겨 팔꿈치가 펴졌을 때 양손은 어깨너비가 된다. 이 운동에는 외측 움직임이 추가되어 상완삼두근의 외측두를 구분 훈련시킨다.

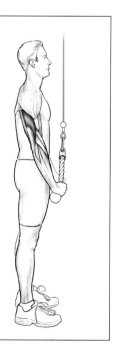

덤벨 킥백(Dumbbell Kickback)

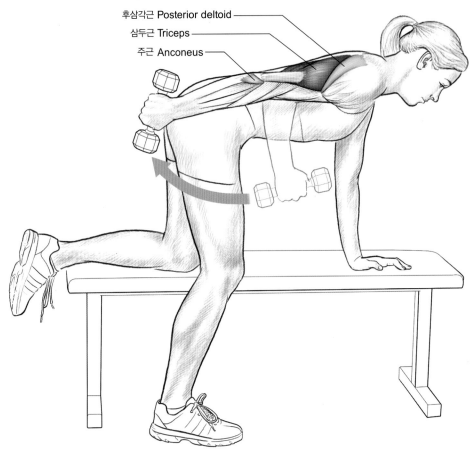

후삼각근 Posterior deltoid
삼두근 Triceps
주근 Anconeus

운동

1. 한 손으로 덤벨을 들고 벤치 위에서 다른 손과 무릎으로 상체를 지지한다.

2. 상완을 바닥과 평행하게 하고 전완을 수직으로 한 상태에서 덤벨을 위쪽으로 올려 팔꿈치를 편다.

3. 덤벨을 다시 90도 굽힌 팔꿈치 자세로 내린다.

관련근육

주동근육: 상완삼두근

이차근육: 후삼각근, 광배근, 주근, 손목 및 손가락 굴근

스위밍 포커스

덤벨 킥백은 팔꿈치를 90도로 신전시키기 때문에 상완삼두근의 강화에 도움이 된다. 이러한 운동범위는 자유형, 접영과 특히 배영의 경우에 풀 동작의 마지막 부분에서 생성되는 추진력을 증강시키려고 할 때 중요하다.

천천히 절제하여 움직이는 것이 이 운동의 효과를 극대화하는 비결이다. 이렇게 움직이는 최선의 방법은 팔이 완전히 펴졌을 때 삼두근을 타이트하게 조이는 데 집중하면서 1~2초 정도 멈추고 또 팔이 90도로 굽힌 팔꿈치 자세가 되었을 때 1~2초 정도 멈추는 것이다. 이렇게 하면 덤벨을 시계추처럼 흔드는 동작을 방지할 수 있다.

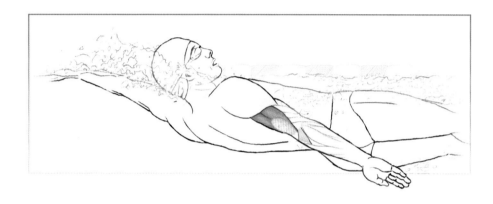

 안전수칙: 수영에서처럼 머리는 척추와 정렬되어 있어야 한다. 머리를 위로 들어 올리면 등이 휘고 발을 내려다보면 어깨가 앞으로 밀리게 된다. 어느 동작이든 척추를 안전 범위에서 벗어나게 해 운동 관련 손상 가능성을 증가시킬 것이다.

응용운동

튜빙 덤벨 킥백
(Dumbbell Kickback With Tubing)

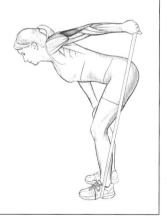

이 응용운동은 몸을 지지할 운동용 벤치가 없는 수영장 갑판에서 지상 운동을 할 때 유용하다. 초기에 튜빙 밴드에 가해지는 장력은 당신이 완전히 신전된 종료 자세에 도달할 수 있을 정도로 약해야 한다. 이 운동은 양팔로 동시에 킥백을 하도록 변형시킬 수도 있다. 천천히 절제된 동작으로 움직이고 상체를 튕기지 않도록 해야 한다.

클로스-그립 푸시업
(Close-Grip Push-Up)

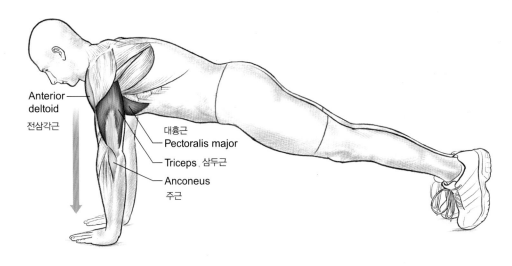

Anterior deltoid
전삼각근

대흉근
Pectoralis major

Triceps 삼두근

Anconeus
주근

운동

1. 얼굴을 아래로 향해 눕고 가슴 밑으로 양손을 밀어 넣어 양쪽 엄지손가락이 젖꼭지 높이, 몸의 정중선에서 맞닿도록 한다. 발가락으로 하체를 지지한다.
2. 몸을 발목에서 머리끝까지 일직선으로 유지한 채 상체를 위쪽으로 밀어 팔꿈치를 편다.
3. 몸을 내려 가슴이 지면에서 2.5cm 정도 떨어지게 한다.

관련근육

주동근육: 상완삼두근, 대흉근

이차근육: 소흉근, 전삼각근, 주근, 손목 및 손가락 굴근

안전수칙: 현재 어깨에 통증이 있거나 과거에 어깨를 앓은 적이 있다면 마무리 자세를 취할 때 몸을 너무 많이 내리지 않도록 해야 하는데, 그렇지 않으면 견관절에 추가로 스트레스를 가한다. 좋은 지침을 제시하자면 어깨가 중립 위치에 이르렀을 때 멈추는 것이다. 어깨에 대한 스트레스를 증가시킬 가능성 때문에, 아직 전반적인 어깨 근력을 기르려고 훈련하는 젊은 스위머인 경우에는 이 운동을 피해야 한다.

푸시업은 어디서나 할 수 있고 장비가 필요하지 않기 때문에 최고의 지상 운동들 중 하나이다. 또 다른 이점은 이 운동이 어깨를 소위 닫힌 사슬 자세(closed-chain position, 손이나 발이 지면 또는 기타 표면에 고정되어 있는 상태)에 놓이게 한다는 것인데, 이러한 자세에서 수행되는 운동은 견관절을 둘러싼 안정근의 동원을 현저히 증가시킨다.

이 운동이나 기타 어느 형태의 푸시업을 하는 동안에는 마치 물에서 유선형 자세를 취하는 것처럼 몸을 발목에서 머리끝까지 일직선으로 유지하는 데 집중해야 한다. 흔히 범하는 실수가 머리를 척추 라인에서 벗어나게 하는 것인데, 이렇게 하면 등이 휘거나 엉덩이가 지면으로 처지게 된다. 적절한 자세, 특히 척추를 곧게 편 자세를 유지하는 것이 중요하다. 그러므로 이 자세를 유지할 수 없는 사람은 운동을 변형시켜 발가락 대신 무릎에 의지하는 운동으로 시작해야 한다.

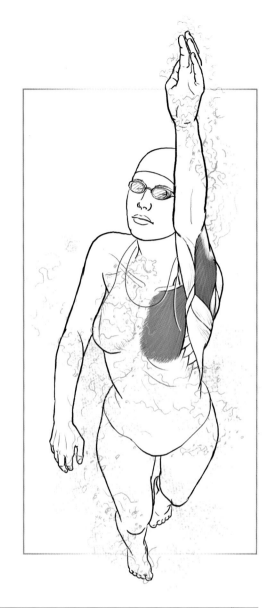

응용운동

메디신 볼 클로스-그립 푸시업
(Close-Grip Push-Up With Medicine Ball)

원래 운동의 복잡성과 난이도를 증가시키려면 메디신 볼을 지지기반으로 사용하도록 하라. 가슴너비의 절반 정도 되는 메디신 볼을 선택하라. 볼의 중심이 가슴의 중앙, 젖꼭지 라인과 정렬되도록 볼을 위치시킨다.

클로스-그립 벤치 프레스(Close-Grip Bench Press)

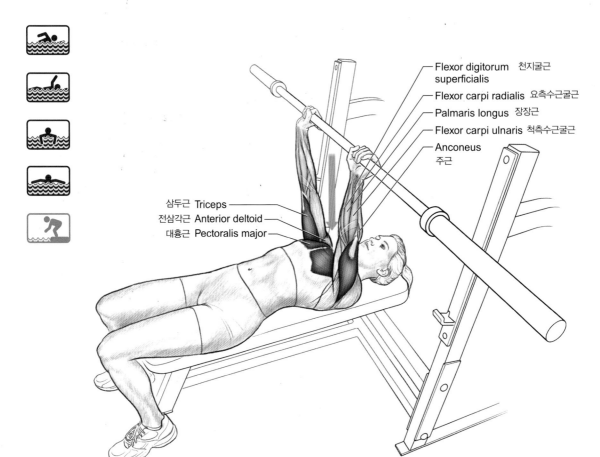

Flexor digitorum superficialis 천지굴근
Flexor carpi radialis 요측수근굴근
Palmaris longus 장장근
Flexor carpi ulnaris 척측수근굴근
Anconeus 주근

삼두근 Triceps
전삼각근 Anterior deltoid
대흉근 Pectoralis major

운동

1. 벤치에 얼굴을 위로 향해 눕고 양손을 20~30cm 정도 벌려 오버핸드 그립으로 바를 잡는다.
2. 바를 젖꼭지 라인 바로 아래 지점으로 내리고 팔꿈치를 45도 각도로 굽혀 움직이도록 한다.
3. 바가 가슴에 닿은 직후 동작을 역으로 한다.

관련근육

주동근육: 상완삼두근, 대흉근
이차근육: 소흉근, 전삼각근, 주근, 손목 및 손가락 굴근

스위밍 포커스

이 운동은 클로스-그립 푸시업 운동보다 이점이 있는데, 웨이트를 저항의 형태로 사용함으로써 삼두근에 가해지는 스트레스의 양에 변화를 줄 수 있기 때문이다. 그러므로 이 운동은 근력이 부족해 적절한 테크닉으로 클로스-그립 푸시업 운동을 할 수 없는 스위머는 물론, 삼두근이 아주 잘 발달되어 있어 클로스-그립 푸시업 운동으로는 삼두근에 충분히 부하를 걸 수 없는 스위머에게 유용하다.

이 운동을 할 때에는 삼두근의 구분훈련을 돕기 위해 팔꿈치를 45도 각도로 굽혀 바깥쪽으로 움직이도록 하라.

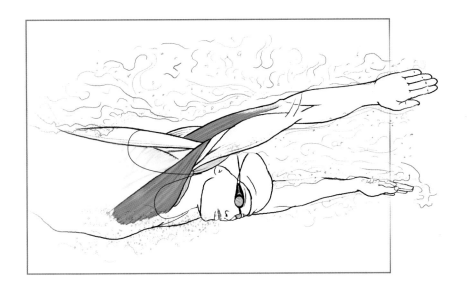

 안전수칙: 손상 예방이란 관점에서, 이 운동을 할 때에는 손목을 중립 위치에 두어야 한다. 손목에 통증이 생기면 그립의 너비를 넓히도록 하라. 그립이 어깨너비보다 좁은 한 이 운동은 삼두근을 타깃으로 하게 된다. 아울러 주의해야 할 점은 현재 어깨에 통증을 경험하고 있거나 과거에 어깨 손상을 입은 적이 있다면 팔꿈치가 벤치 높이 밑으로 내려가지 않도록 바가 내려가는 정도를 변경해야 한다는 것이다.

이 운동을 프로그램에 추가하기 전에 당신은 제4장(84페이지)에서 소개하는 보통의 벤치 프레스 운동을 익숙하게 수행할 수 있어야 한다.

메디신 볼 체스트 패스(Medicine Ball Chest Pass)

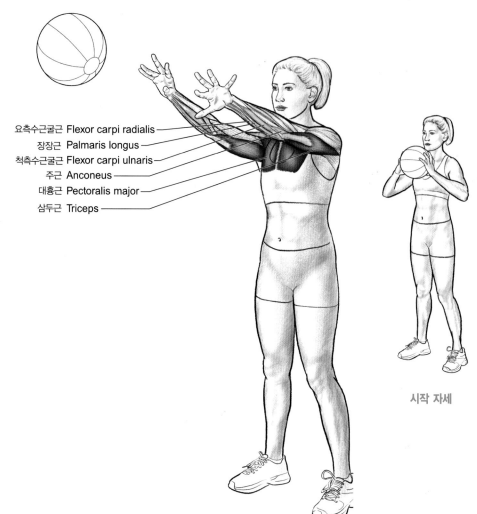

요측수근굴근 Flexor carpi radialis
장장근 Palmaris longus
척측수근굴근 Flexor carpi ulnaris
주근 Anconeus
대흉근 Pectoralis major
삼두근 Triceps

시작 자세

운동

1. 파트너와 약 2.4~3.6m 떨어져 선다.
2. 메디신 볼(2.5~5kg)을 가슴 중간 높이로 잡은 상태에서 힘차게 팔꿈치를 펴 파트너의 가슴을 향해 볼을 던진다.
3. 파트너는 양팔을 완전히 펴지는 않은 상태에서 볼을 받아 절제된 동작으로 감속시켜야 한다.

관련근육

주동근육: 상완삼두근, 대흉근

이차근육: 소흉근, 전삼각근, 주근, 팔목 및 손가락 굴근

스위밍 포커스

메디신 볼 체스트 패스 운동을 할 때 주요 강조점의 하나는 던지는 동작이 절제되어야 하지만 본질상 폭발적이어야 한다는 것이다. 이러한 테크닉은 모두 느리고 절제된 방식으로 이루어지는 기타 운동들과 구분되는 점이다. 폭발적인 수축은 삼두근의 파워를 기르는 데 도움이 된다. 아울러 이 운동에서 움직임은 접영과 평영의 오픈턴(open turn)에서 사용되는 움직임과 비슷하다. 이 운동은 오픈턴을 할 때 탄력을 흡수하고 탄력의 방향을 전환하는 방법에 대해 배우는 훌륭한 운동이 될 수 있다.

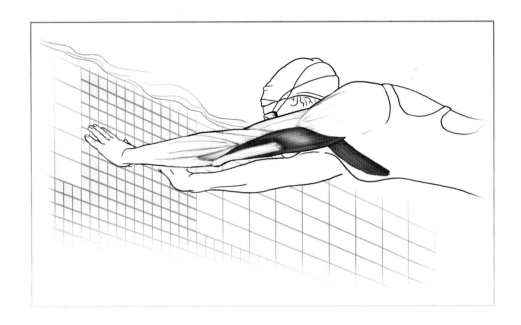

테이트 프레스(Tate Press)

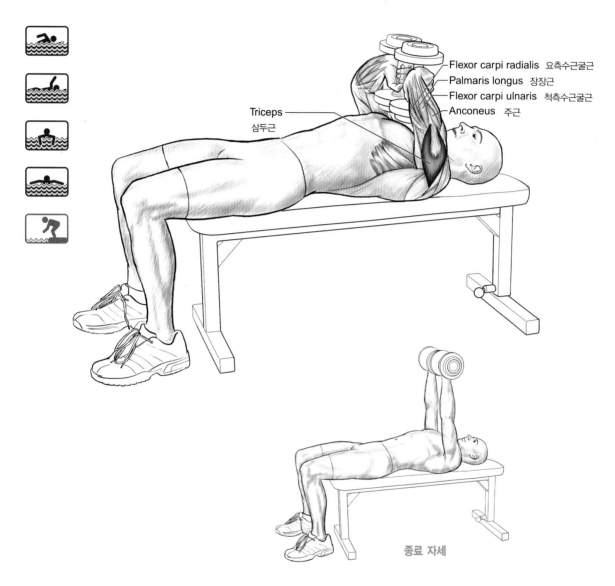

Flexor carpi radialis 요측수근굴근
Palmaris longus 장장근
Flexor carpi ulnaris 척측수근굴근
Anconeus 주근
Triceps
삼두근

종료 자세

운동

1. 벤치에 등을 곧게 펴고 누워 양손에 든 덤벨을 가슴 위에 가볍게 얹되 손바닥이 발을 향하고 팔꿈치는 가슴에서 바로 몸의 양옆을 향하도록 한다.

2. 상완과 팔꿈치의 자세를 유지하면서 양팔을 펴기 시작하되 덤벨이 서로 맞닿은 상태를 유지한다.

3. 중간 지점에서 덤벨을 회전시키기 시작해 원래의 수직 방향에서 수평 방향으로 전환한다. 운동 내내 덤벨이 닿은 상태를 유지한다.

4. 팔꿈치가 완전히 펴질 때까지 계속 덤벨을 위쪽으로 민다.

관련근육

주동근육: 상완삼두근

이차근육: 주근, 손목 및 손가락 굴근

스위밍 포커스

테이트 프레스 운동은 상완삼두근의 외측두에 초점을 두어, 지상 훈련 프로그램에 포함시키면 유용하다.

이 운동의 중요한 요소들 중 하나는 운동 내내 덤벨이 서로 맞닿아 있게 하는 것이다. 손상 가능성을 피하기 위해서는 적절한 웨이트를 사용하고 시작 자세로 되돌릴 때 덤벨이 가슴에서 팅기지 않도록 해야 한다.

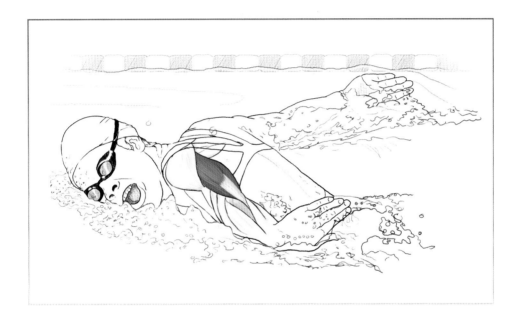

바벨 바이셉스 컬(Barbell Biceps Curl)

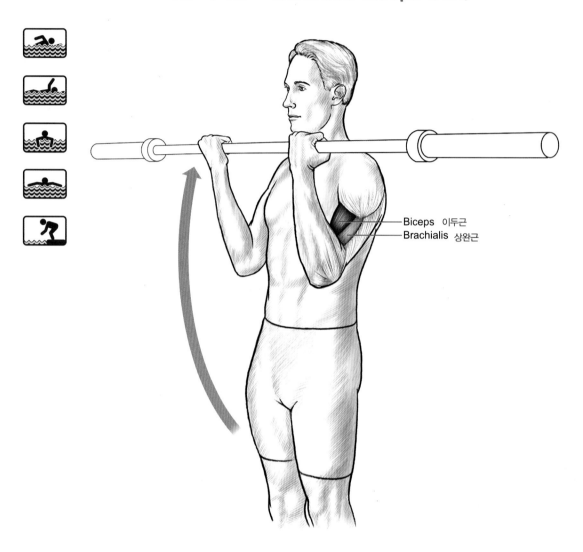

Biceps 이두근
Brachialis 상완근

운동

1. 언더핸드 그립으로 바를 잡는다. 양손은 어깨너비로 벌려야 한다.
2. 몸을 뒤로 기울이지 않은 채 바를 가슴 방향으로 감아올려 바가 어깨 높이에 오도록 한다.
3. 바를 팔 길이만큼의 시작 자세로 되돌린다.

관련근육

주동근육: 상완이두근

이차근육: 상완근, 전완 및 손가락 굴근

스위밍 포커스

이 운동으로 상완이두근과 상완근을 강화하면 배영의 풀 단계에서 초기 캐치 부분에 도움이 된다. 또한 이 운동은 평영에서 풀 단계의 후반도 향상시킨다. 여러 영법의 이러한 부분에서는 팔꿈치를 굽힌 자세로 유지하는 것이 중요하다. 예를 들어, 자유형의 캐치에서 팔꿈치가 처져 굽힌 자세가 흐트러지면 파워가 현저히 감소한다. 아울러 이 운동 중에 수행되는 움직임은 플립턴(flip turn)에서 상완이두근과 상완근이 사용되는 것과 동일한 방식으로 이들 근육을 단련시킨다.

이 운동을 할 때에는 추가로 탄력을 얻기 위해 상체를 흔드는 동작을 취하기 쉽다. 등을 벽에 대고 곧게 편 채 이 운동을 하거나 파트너에게 자세를 모니터링하게 하면 이러한 경향을 최소화할 수 있다.

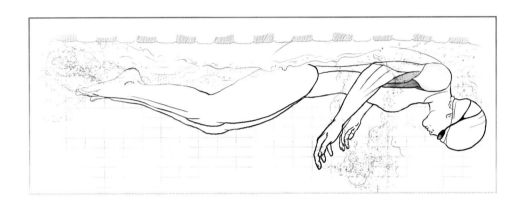

덤벨 바이셉스 컬(Dumbbell Biceps Curl)

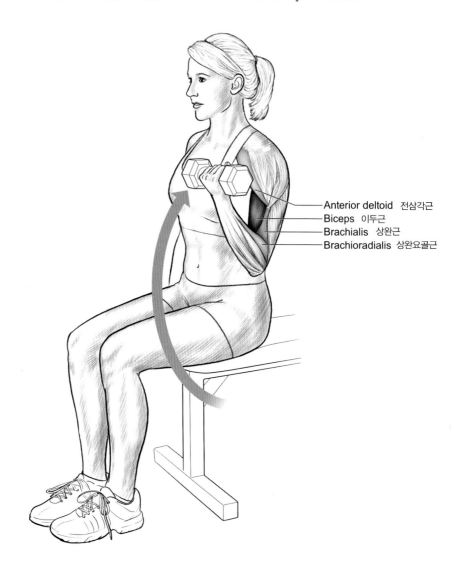

Anterior deltoid 전삼각근
Biceps 이두근
Brachialis 상완근
Brachioradialis 상완요골근

운동

1. 벤치 끝에 앉는다. 양팔을 완전히 편 상태에서 손바닥이 안쪽으로 향하게 하여 양손에 덤벨을 든다.

2. 한 번에 한 팔로 덤벨을 가슴으로 감아올리면서 동시에 천천히 손바닥을 회전시켜 손바닥이 가슴을 향하도록 한다.

3. 매번 반복할 때마다 팔을 교대한다.

관련근육

주동근육: 상완이두근

이차근육: 전삼각근, 상완근, 상완요골근, 회외근, 전완 및 손가락 굴근

스위밍 포커스

마무리 자세에서 손바닥을 안쪽으로 회전시키는 동작(전완의 회외 동작)은 추가로 상완이두근에 강조점을 두며 평영에서 풀 단계의 마지막 부분에서 손바닥을 몸의 정중선으로 가져가는 것과 비슷하다.

덤벨 바이셉스 컬 운동은 한쪽 팔을 다른 쪽으로부터 구분하여 훈련시키기 때문에 바벨 바이셉스 컬 운동의 단점을 극복한다. 이 운동은 서서 혹은 앉아서 할 수 있으나, 팔을 번갈아 움직이기 때문에 상체 몸통을 고정된 자세로 유지하는 데 도움을 주기 위해서는 앉은 채 해야 한다.

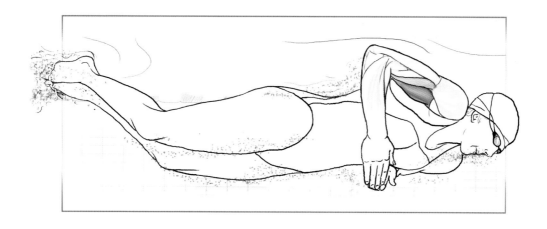

응용운동

튜빙 바이셉스 컬
(Biceps Curl With Tubing)

앞의 운동은 튜빙 밴드를 사용하면 수영장 가에서 하는 지상 훈련 프로그램에 포함시킬 수 있다. 밴드에 가해지는 초기 장력은 완전한 운동범위를 취할 수 있을 정도로 약해야 한다.

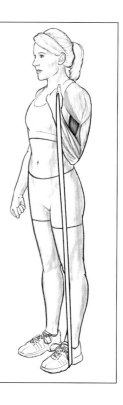

콘센트레이션 컬(Concentration Curl)

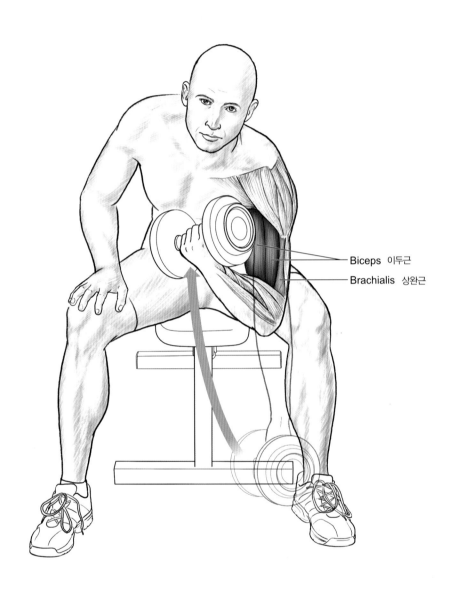

Biceps 이두근
Brachialis 상완근

운동

1. 벤치 끝에 앉아 다리를 V자 모양으로 벌리고 몸통을 앞으로 약간 숙인다.

2. 덤벨을 들고 팔꿈치를 대퇴 중간 부위로 지지하면서 덤벨을 어깨 방향으로 감아올린다.

3. 천천히 다시 시작 자세로 덤벨을 내린다.

관련근육

　　주동근육: 상완이두근

　　이차근육: 상완근, 전완 및 손가락 굴근

스위밍 포커스

이 운동은 바벨 또는 덤벨 바이셉스 컬로 자세를 유
지하기가 어렵거나 혹은 상완이두근과 상완근을 구분
하여 훈련시키고자 할 경우에 유용하다. 그 이름이 의
미하듯이 이 운동의 주요 목적은 감아올리는 동작에
집중하고 결국 팔꿈치 굴근을 강화하는 것이다. 핵심
은 팔꿈치를 내측 대퇴에 대어 안정된 자세로 유지하
고 운동을 천천히 절제된 동작으로 하는 것이다.

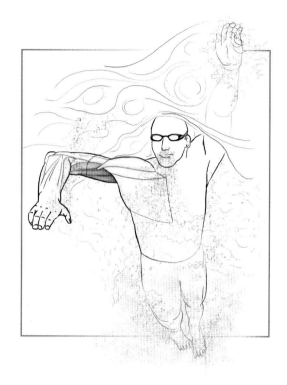

CHAPTER 3

어깨 SHOULDERS

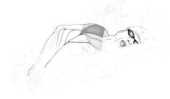

견갑대(shoulder girdle)는 팔과 몸통을 연결하는 역할을 하기 때문에 중요하다. 이곳은 4가지 영법 각각에서 온갖 팔의 움직임이 일어나는 주요 회전점이다. 견갑대는 쇄골(clavicle), 견갑골(scapula), 상완골(humerus) 등 3개의 뼈로 구성되어 있다. 견갑대를 이루는 3개의 관절은 흉골(sternum)과 쇄골을 이어주는 흉쇄관절(sternoclavicular joint), 견갑골의 견봉(acromion)과 쇄골을 이어주는 견쇄관절(acromioclavicular joint) 그리고 상완골과 견갑골의 관절와(glenoid fossa)를 이어주는 상완와관절(glenohumeral joint)이다. 이번 장은 일반용어로 견관절이라 하는 상완와관절에서 일어나는 움직임과 견갑골의 움직임에 초점을 둔다.

견관절은 인체에서 가장 유연한 관절의 하나이며, 이에 따라 우리는 시야의 어디로든 손을 뻗을 수 있다. 이러한 넓은 운동범위는 견갑대에서 일어나는 6가지 동작의 조합 때문에 가능하다. 굴곡(flexion)은 팔을 몸의 앞으로 올리는 동작으로, 마치 질문에 답하기 위해 손을 드는 것과 같다. 역동작인 신전(extension)은 굴곡 자세에서 손을 내리는 동작이다. 손을 몸의 옆으로 올려 몸에서 멀어지게 하는 동작은 외전(abduction)이라 하며, 손을 몸의 정중선 방향으로 되돌리는 동작은 내전(adduction)이라 한다. 나머지 2가지 동작은 회전이다. 외회전(external rotation)은 몸의 정중선에서 바깥쪽 방향으로 손을 회전시키는 동작이다. 내회전(internal rotation)은 손을 안쪽 방향으로 회전시키는 동작으로, 마치 배를 문지르기 위해 손을 가져오는 것과 같다.

견갑대의 근육군은 견갑골 회전근(scapular pivoters), 어깨 보호근(shoulder protectors), 상완골 자세변환근(humeral positioners), 상완골 추진근(humeral propellers) 등 4가지로 분류할 수 있으며, 이 4가지 근육군은 '4P' 라고 새겨두면 기억하기 쉽다.

견갑골 회전근은 승모근, 대능형근, 소능형근, 전거근과 소흉근이다. 그 이름이 의미하듯이 이 근육들은 견갑골의 상방 및 하방 회전 동작을 담당한다. 또한 이 근육군은 견갑골의 거상(elevation), 하강(depression), 후인(retraction) 및 전인(protraction) 동작을 담당한다. 견갑골의 상방 회전은 스위머의 뒤에 서서 스위머가 팔을 몸의 양옆으로 머리 위까지 들어 올리는 것을 보면 쉽게 확인된다. 거상은 단순히 어깨를 으쓱할(들어 올릴) 때의 동작을 말한다. 후인은 견갑골을 모아 조일 때의 동작이다. 이러한 동작들의 조합이 견관절의 움직임과 조화를 이루어 머리 위로 다양한 움직임이 가능하게 된다. 이렇게 동작들이 통합된 움직임의 중요성을 관찰하려면 다른 사람의 견갑골 위에 자신의 손을 얹어 보라. 손을 그대로 둔 채 그 사람에게 손을 머리 위로 들어 올리라고 해보라. 팔이 다양한 자세를 취함에 따라 느껴지는 견갑골의 다양한 움직임에 주목하라.

승모근은 몸의 정중선을 따라 척추의 수많은 지점에 붙어 있는 삼각형 모양의 큰 근육으로, 두개골의 맨 아래에서 흉곽의 맨 아래까지 이른다. 이 근육은 척추에서 기시하여 바깥쪽으로 갈수록 점점 가늘어져 쇄골과 견갑골에 부착된다. 승모근은 상부, 중간 및 하부 부위로 나눌 수 있다. 상부 승모근은 견갑골의 거상과 상방 회전을 담당한다. 중간 승모근은 견갑골의 후인을 돕고, 하부 승모근은 견갑골의 하강과 하방 회전을 도와준다. 대능형근과 소능형근은 견갑골의 내측 경계로부터 척추에 붙어 있는 부위까지 이른다. 대/소능형근은 중간 승모근과 협력하여 견갑골을 뒤로 조인다. 전거근도 견갑골의 내측 경계를 따라 부착되어 있으나, 견갑골과 흉곽 사이를 지나 첫 9개 늑골의 외연에 붙어 있다(그림 3-1). 전거근의 2가지 주요 기능은 견갑골의 상방 회전을 보조하고 견갑골을 흉곽으로(앞으로) 당겨 밀착시키는 것이다. 마지막으로 소흉근은 흉곽의 전방에 있는 작은 근육으로 3번, 4번 및 5번 늑골의 상연에서 기시하여 견갑골의 상방 면에서 주요 구조물인 오훼돌기(coracoid process)에 부착된다. 소흉근은 하부 승모근을 도와 견갑골을 아래로 당긴다.

견갑골 회전근은 스위머에게 크게 3가지 측면에서 영향을 미친다. 첫째, 견갑골의 적절한 상방 회전은 손이 물에 입수할 때 스위머가 몸 앞쪽으로 팔을 멀리 뻗게 하는 데 중요하다. 스위머가 더 많이 신장된 자세를 취할수록 스트로크는 더 효율적일 것이다. 둘째, 견갑골과 견갑골 회전근은 집의 토대와 같다고 비유하면 그 역할이 아주 명쾌하게 이해된다. 토대가 부실해 결국 무너진다면 아무리 으리으리한 집을 지은들 무슨 소용이 있겠는가. 견갑대와 견갑골의 경우도 마찬가지이다. 만일 견갑골 회전근이 약하다면, 팔을 이루는 나머지 운동 사슬(kinetic chain)은 결국 와해되고 손상 위험이 증가할 것이다. 제2장에서 설명하였듯이 팔 운동, 특히 견관절을 타깃으로 하는 운동을 할 때는 견갑골을 안정된 자세로 두어야 한다. 견갑골의 준비 자세를 잡는 방법에 관한 설명은 25페이지를 참조하라. 마지막으로, 후방 견갑골 회전근(승모근, 능형근과 전거근)을 강화하면 광배근의 지나친 발달로 인해 스위머들 사이에서 흔히 관찰되는 '어깨가 앞으로 밀린 자세(forward rounded-shoulder posture)'를 극복하는 데 도움이 된다.

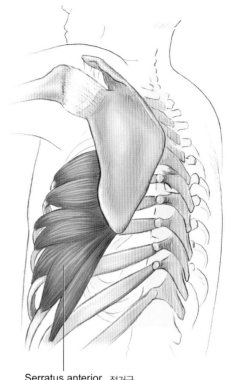

Serratus anterior 전거근

그림 3-1. 전거근

회전근개(rotator cuff)라고도 하는 어깨 보호근은 극상근, 극하근, 소원근과 견갑하근으로 이루어져 있다(그림 3-2). 극상근은 견갑골의 꼭대기 부분을 따라 놓여 있고 상완골의 골두에 부착된다. 극상근의 주요 역할은 팔을 머리 위로 움직이는 동작을 시작하는 데 도움을 주는 것이다. 극하근과 소원근은 견갑골의 후방에서 기시하여 상완골의 골두에서 극상근 옆에 부착된다. 이 두 근육은 어깨의 외회전을 담당한다. 견갑하근은 어깨의 전방을 따라 가며, 기타 회전근개 근육들처럼 견갑골에서 기시하여 상완골의 골두에 부착된다. 그 이름이 의미하듯이 회전근개 근육군의 주요 작용은 견관절을 회전시키는 것이다. 이 근육들은 크기가 작기 때문에 수영 중 생성되는 추진력에 대한 기여가 비교적 적으나, 모든 영법의 되돌리기 단계(recovery phase)에서 도움을 주는 중요한 역할을 한다. 또 하나 매우 중요한 역할은 견관절을 안정화하는 기능이다. 견관절을 안정화하는 회전근개의 역할을 고려할 때는 어깨가 볼-소켓관절(ball-and-socket joint)로서 골프공(상완골 골두)이 티(견갑골 관절와) 위

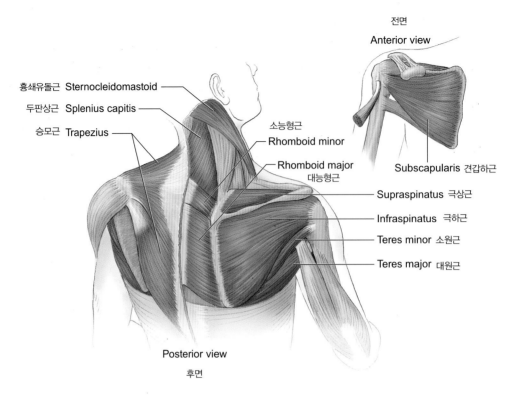

흉쇄유돌근 Sternocleidomastoid

두판상근 Splenius capitis

승모근 Trapezius

전면
Anterior view

소능형근
Rhomboid minor

Rhomboid major
대능형근

Subscapularis 견갑하근

Supraspinatus 극상근

Infraspinatus 극하근

Teres minor 소원근

Teres major 대원근

Posterior view
후면

그림 3-2. 견갑골과 목

에 놓여 있는 것과 비슷하다는 점을 기억하라. 회전근개 근육들은 볼이 티의 중심에 놓이게
하는 반대의 힘을 생성함으로써 동적 안정근으로 작용한다. 일부 경우에는 회전근개 근육들
사이에 불균형이 생길 수 있으며, 이는 안정화 메커니즘을 억제해 손상 위험을 증가시킨다.
견관절은 가동성을 위해 안정성을 희생시키므로, 안정근 및 보호근으로 작용하는 회전근개
근육군에 의존하게 된다.

그 다음 주요 근육군은 상완골 자세변환근으로, 전/중/후(삼각근)의 세 부위로 나뉘지만
사실상 하나의 근육이다. 삼각근은 견관절의 상부를 모자처럼 덮고 있는 어깨 근육이다(그
림 3-3). 삼각근을 상완골 자세변환근이라 하는 이유는 상완골, 따라서 팔 전체의 자세를 변
화시키는 데 관여하는 주동근육이기 때문이다. 전삼각근은 견관절의 굴곡과 내회전을 담당
한다. 후삼각근은 반대의 움직임인 신전과 외회전을 수행한다. 중삼각근은 팔을 옆으로 들
어 올리는 외전을 담당한다. 삼각근은 되돌리기 단계에서 가장 활성화된다. 삼각근의 각 부
위는 되돌리기 단계의 다양한 부분에서 팔을 움직이는 데 중요한 역할을 한다.

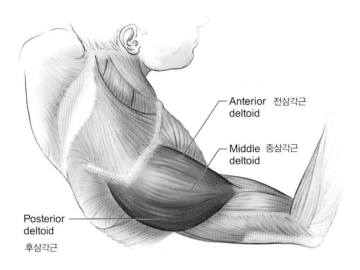

Anterior 전삼각근
deltoid

Middle 중삼각근
deltoid

Posterior
deltoid
후삼각근

그림 3-3. 삼각근

마지막 근육군은 상완골 추진근이라 하며 광배근과 대흉근을 포함한다. 이 근육들은 견관절에서 힘을 생성하는 주요 근육이므로 이러한 이름이 붙었다. 이들 근육을 타깃으로 하는 운동은 아주 많기 때문에, 스위머의 움직임 및 관련 운동에 이들이 기여하는 역할은 가슴과 등을 다룬 장에서 검토한다.

포워드 덤벨 델토이드 레이즈
(Forward Dumbbell Deltoid Raise)

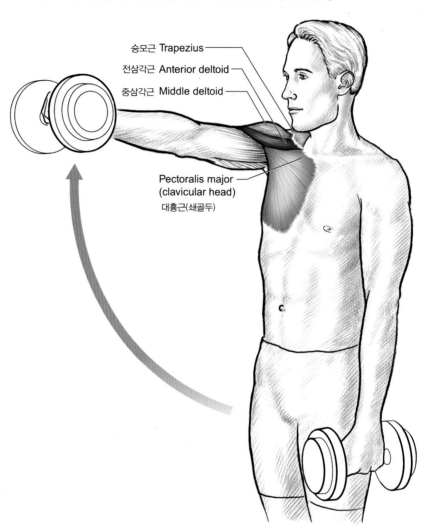

승모근 Trapezius

전삼각근 Anterior deltoid

중삼각근 Middle deltoid

Pectoralis major
(clavicular head)
대흉근(쇄골두)

운동

1. 양손에 덤벨을 들고 서되 양팔은 몸의 양옆으로 늘어트리고 손바닥은 대퇴를 향하게 한다.

2. 팔꿈치를 약간 구부린 채 오른쪽 덤벨을 앞으로 올려 어깨 높이에 오도록 한다.

3. 덤벨을 올리면서 천천히 손을 돌려 다 올렸을 때 손바닥이 바닥을 향하도록 한다.

4. 오른쪽 덤벨을 내리기 시작하면서 왼쪽 덤벨을 움직이기 시작한다.

관련근육

  주동근육: 전삼각근

  이차근육: 중삼각근, 승모근, 대흉근(쇄골두)

스위밍 포커스

이 운동을 하는 동안 내내 주동근육으로 동원되는 전삼각근은 접영, 평영과 특히 배영의 되돌리기 단계에서 중요한 역할을 한다. 접영에서는 되돌리기 단계의 후반에 활성화되고, 평영에서는 팔과 손이 스위머의 가슴 밑으로부터 완전히 신전되고 신장된 자세로 움직이도록 유도해 스트로크의 효율을 극대화한다. 배영에서는 물에서 나와 재입수가 이루어질 때까지 되돌리기 단계의 전 과정이 전삼각근의 동원에 의존한다. 스트로크의 속도가 증가하고 되돌리기를 빠르게 가져갈 필요가 증가할수록 전삼각근에 가해지는 부하도 증가한다.

이 운동은 앞서 설명한 견갑골의 준비 자세를 익히는 데 이용할 수 있다. 이 운동에서는 똑바로 선 자세로 견갑골을 뒤쪽 및 아래쪽으로 조이는 데 집중해야 한다. 견갑골을 이러한 준비 자세로 유지하면서 운동을 하라. 파트너가 있어 뒤에서 움직임을 모니터링하게 하면 어깨를 으쓱하지 않도록 봐줄 수 있다.

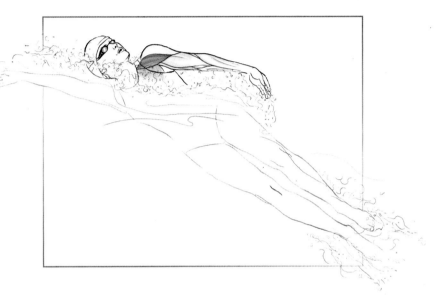

응용운동

튜빙 포워드 델토이드 레이즈
(Forward Deltoid Raise With Tubing)

덤벨 대신 튜빙을 이용하는 이 응용운동은 동일한 근육을 타깃으로 한다. 그러나 튜빙은 그저 길이를 늘이거나 느슨하게 함으로써 저항을 다양화하기가 쉽기 때문에, 이 운동은 덤벨 운동보다 수영장 갑판에서 하는 지상 훈련 프로그램에 더 좋을 수도 있다.

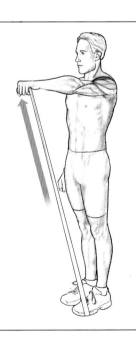

래터럴 덤벨 델토이드 레이즈
(Lateral Dumbbell Deltoid Raise)

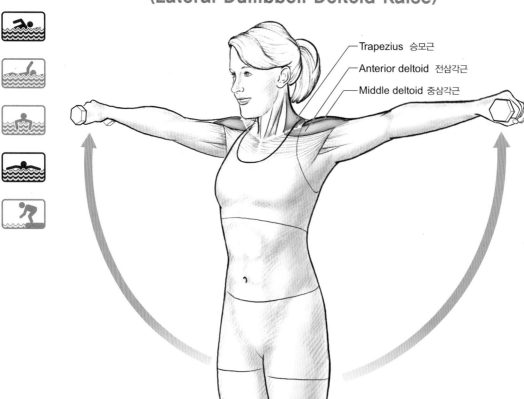

Trapezius 승모근
Anterior deltoid 전삼각근
Middle deltoid 중삼각근

운동

1. 양손에 덤벨을 들고 서되 양팔은 몸의 양옆으로 늘어트리고 손바닥은 대퇴를 향하게 한다.
2. 팔꿈치를 약간 구부린 채 덤벨을 몸의 양옆으로 올려 어깨 높이에 오게 한다.
3. 천천히 덤벨을 내린다.

관련근육

주동근육: 중삼각근

이차근육: 전삼각근, 후삼각근, 극상근, 승모근

스위밍 포커스

이 운동의 주동근육인 중삼각근은 자유형과 접영의 되돌리기 단계에 관여하는 주요 근육의 하나이다. 자유형과 달리 접영은 팔의 되돌리기를 돕는 몸의 롤링이 결여되어 있어 삼각근, 특히 중삼각근에 크게 의존해 팔의 위치를 바꾸게 된다. 포워드 덤벨 델토이드 레이즈 운동과 마찬가지로 이 운동을 할 때에도 똑바로 선 자세에 집중해야 한다. 포워드 덤벨 델토이드 레이즈 운동처럼 이 운동도 팔 운동을 할 때 견갑골의 준비 자세를 연습하는 데 유용하고도 기본적인 시작 운동이다.

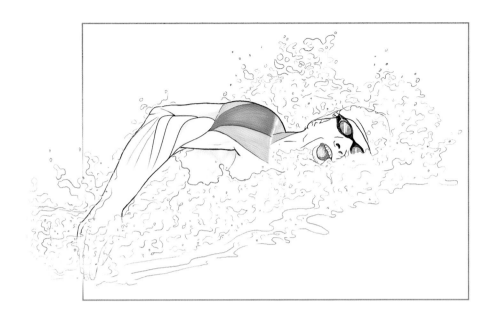

안전수칙: 운동 중 견관절을 안정화하는 회전근개 근육에 과도한 스트레스를 가하지 않기 위해서는 덤벨을 어깨 높이 위로 올리지 않아야 한다.

응용운동

튜빙 래터럴 델토이드 레이즈
(Lateral Deltoid Raise With Tubing)

덤벨 대신 튜빙을 이용하는 이 응용운동은 동일한 근육을 타깃으로 한다. 그러나 튜빙은 그저 길이를 늘이거나 느슨하게 함으로써 저항을 다양화하기가 쉽기 때문에, 이 운동은 덤벨 운동보다 수영장 갑판에서 하는 지상 훈련 프로그램에 더 좋을 수도 있다.

오버헤드 C(Overhead C)

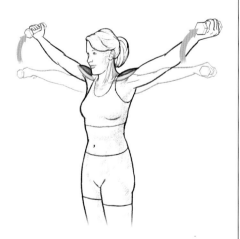

앞서 말하였듯이 손바닥이 아래를 향한 채 팔을 어깨 높이 위로 올리면 해로울 수 있다. 따라서 팔을 어깨 높이로 올린 상태에서 손바닥을 뒤집으면서 머리 위로 올려 양팔이 C자를 그리게 하면, 팔을 어깨 높이 위로 올릴 수 있으면서도 회전근개에 지나친 스트레스를 유발한다는 우려를 완화할 수 있다.

T자 운동(T Exercise)

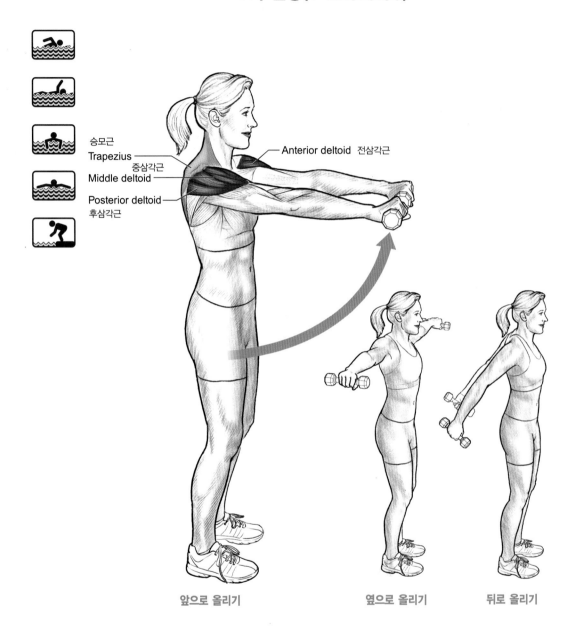

승모근
Trapezius
중삼각근
Middle deltoid
Posterior deltoid
후삼각근

Anterior deltoid 전삼각근

앞으로 올리기　　　　　옆으로 올리기　　　　뒤로 올리기

운동

1. 양손에 덤벨을 든 채 양손을 앞으로 올려 덤벨이 어깨 높이에 오도록 한다.

2. 시작 자세로 되돌아간 다음 덤벨을 옆으로 올려 다시 어깨 높이에 오도록 한다.

3. 시작 자세로 되돌아간 다음 덤벨을 몸통 뒤로 약 45도 각도로 들어 올린다.

4. 앞으로 올리는 동작부터 다시 시작한다.

관련근육

> **주동근육:** 전삼각근, 중삼각근, 후삼각근
>
> **이차근육:** 극상근, 승모근

스위밍 포커스

이 운동은 삼각근의 세 부분(전, 중 및 후)을 모두 타깃으로 해 어깨의 강화에 아주 좋은 종합 운동이다. 그 결과 4가지 영법에서 모두 되돌리기 단계를 강화한다. 수영에 처음으로 입문하는 젊은 스위머에게 이 운동은 어깨 근력을 길러줘 좋은데, 이러한 근력은 스위머가 점차 진전을 보이고 거리를 늘려감에 따라 중요해진다. 나이 든 스위머인 경우에 이 운동은 여러 동작을 타깃으로 하기 때문에 시즌 초 또는 부상에서 회복할 때 지구력을 기르는 데 더 적합하다.

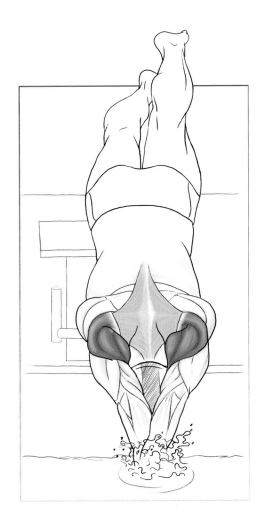

덤벨 쇼울더 프레스(Dumbbell Shoulder Press)

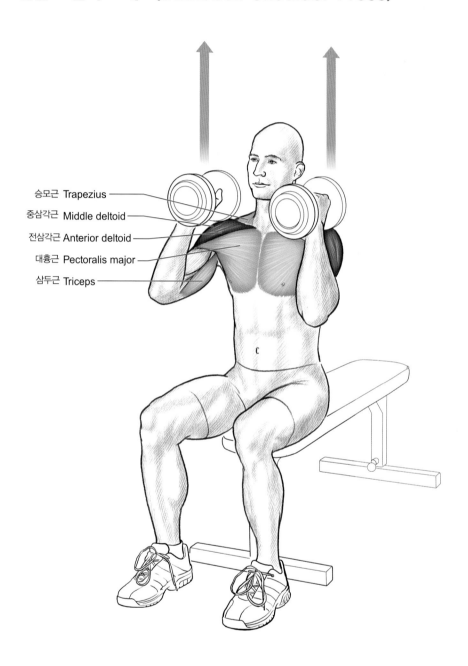

승모근 Trapezius

중삼각근 Middle deltoid

전삼각근 Anterior deltoid

대흉근 Pectoralis major

삼두근 Triceps

운동

1. 벤치 끝에 똑바로 앉아 덤벨을 어깨 높이로 들고 팔꿈치는 안쪽으로, 손바닥은 몸을 향하게 한다.

2. 덤벨을 위쪽으로 밀어 올려 팔꿈치를 편다.

3. 천천히 덤벨을 시작 자세로 내린다.

관련근육

　　주동근육: 전삼각근, 중삼각근

　　이차근육: 대흉근, 후삼각근, 승모근, 극상근, 상완삼두근

스위밍 포커스

매번의 스트로크를 통해 나아갈 수 있는 거리를 극대화하기 위해서는 한쪽 팔이나 양팔을 신전시키고 몸을 신장시킨 자세에서 입수할 수 있어야 한다. 이 운동은 머리 위로 향하는 근력과 입수할 때 팔이 뻗는 거리를 늘릴 수 있다는 자신감을 기르는 데 도움이 된다.

앞에서 설명한 운동은 전통적인 웨이트리프팅에서 수행하는 군대식 프레스 동작을 변형한 것이다. 전통적인 운동은 대개 손바닥을 바깥쪽으로 회전시킨 채 덤벨을 '손들어' 자세로 들어 수행한다. 이러한 자세는 어깨에 무리한 스트레스를 가할 수 있고 물에서 헤엄친 거리 부하로 인해 이미 존재하는 스트레스와 결부되면 해로울 수 있기 때문에 피해야 한다.

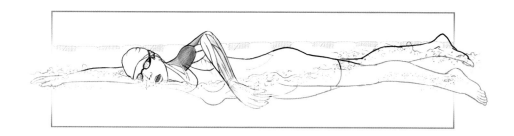

 안전수칙: 머리 위로 올리는 운동의 특성 때문에, 이러한 움직임을 제어할 수 있는 근력과 근육 협동을 갖추지 못한 젊은 스위머는 이 운동을 해서는 안 된다. 현재 어깨에 통증을 경험하고 있거나 최근에 어깨 통증을 앓은 적이 있다면 이 운동과 기타 팔 운동을 할 때에는 90/90 규칙을 따라야 한다. 90/90 규칙은 어깨를 90도 아래로 외전시키거나(팔을 몸의 측면에서 벌려 바깥쪽으로 움직이는 동작) 굴곡시키는 (팔을 몸 앞으로 머리를 향해 올리는 동작) 것을 피하고 팔꿈치를 90도 이상으로 굴곡시키는 것을 피해야 한다는 말이다.

벤트오버 리버스 덤벨 플라이
(Bent-Over Reverse Dumbbell Fly)

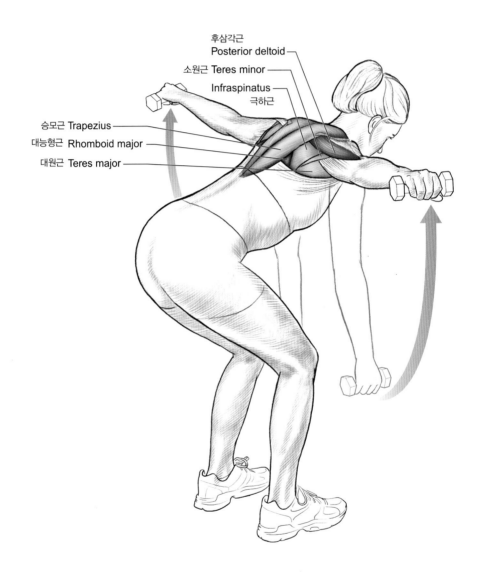

후삼각근
Posterior deltoid

소원근 Teres minor

Infraspinatus
극하근

승모근 Trapezius

대능형근 Rhomboid major

대원근 Teres major

운동

1. 등을 곧게 펴고 서서 허리를 앞으로 구부려 등이 지면과 거의 평행하게 한다.

2. 양팔을 늘어뜨린 채 덤벨을 들되 손바닥이 안쪽을 향하도록 한다.

3. 양팔을 쭉 편 채 덤벨을 들어 올려 팔꿈치가 어깨와 나란하게 한다.

4. 절제된 동작으로 천천히 시작 자세로 되돌아간다.

관련근육

주동근육: 대능형근, 소능형근, 후삼각근

이차근육: 승모근, 극하근, 대원근, 소원근

스위밍 포커스

이 운동은 사용하는 덤벨의 무게에 따라 2가지 근육군에 강조점을 둘 수 있다. 가벼운 무게를 사용하면 운동 끝 무렵에 견갑골을 모아 조이는 데 더 집중할 수 있어, 대능형근과 소능형근의 동원에 초점을 두게 된다. 이는 견갑골의 동적 안정근으로 작용하는 능형근의 역할을 향상시키는 효과적인 방법이며, 이러한 효과는 다시 견갑골이 토대로 작용하는 힘을 증가시키고 손상 위험을 감소시킨다. 무게를 증가시킴에 따라 강조점은 능형근에서 어깨 후방을 따라가는 후삼각근으로 옮겨간다. 이 운동을 통해 이들 근육군의 어느 것을 타깃으로 하든 평영과 접영의 되돌리기 단계를 강화하고, 아울러 자유형에서 되돌리기 단계의 초반부에 기여하게 된다.

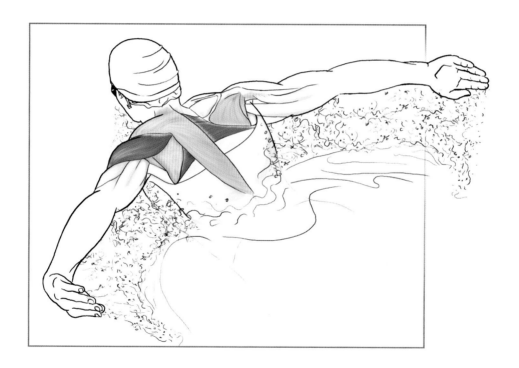

 안전수칙: 이 운동을 할 때는 머리가 등과 일직선이 되도록 하라. 머리를 들어 올리면 등 하부가 휘고 머리를 내리면 등 상부가 굽는다. 어느 동작이든 등 하부와 중간 부분에 불필요한 스트레스를 가할 수 있다.

프로운 T, Y, A(Prone T, Y, A): 블랙번(Blackburn)

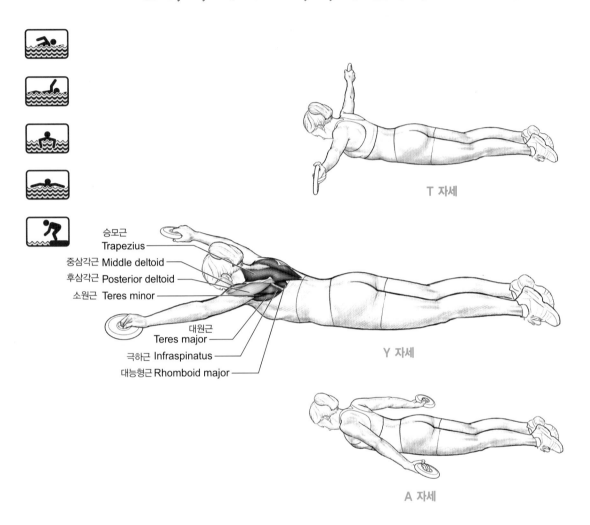

T 자세

승모근
Trapezius
중삼각근 Middle deltoid
후삼각근 Posterior deltoid
소원근 Teres minor
대원근
Teres major
극하근 Infraspinatus
대능형근 Rhomboid major

Y 자세

A 자세

운동

1. 얼굴을 아래로 향해 누워 등 상부가 약간 아치를 이루게 하면서 어깨를 지면에서 들어 올린다.
2. 엄지손가락이 천장을 향하는 T 자세에서 손을 위아래로 30초 동안 흔든다.
3. 손바닥이 아래를 향하는 Y 자세로 바꾸고 손을 위아래로 30초 동안 흔든다.
4. 손을 몸의 양옆으로 내린다. 손바닥이 하늘을 향하는 A 자세에서 손을 위아래로 30초 동안 흔든다.

관련근육

주동근육: 대능형근, 소능형근, 극하근, 대원근, 소원근, 극상근, 승모근
이차근육: 전삼각근, 중삼각근, 후삼각근

스위밍 포커스

이 운동에서는 어깨 자세가 다양하기 때문에 견갑골을 지지하는 대부분의 근육(견갑골 안정근)을 타깃으로 한다. 이 운동을 하면 견갑골의 안정성 향상에 도움이 되며, 이렇게 되면 수영 중 팔에 의해 생성된 힘을 신체의 나머지 부위로 전달하고 어깨 손상을 예방하는 데 도움이 된다.

이 운동을 할 때에는 견갑골을 모아 조이고 팔을 작고 빠르게 흔드는 데 초점을 두어야 한다. 지구력이 향상되고 3가지 자세 각각을 60초 동안 취하면서 좋은 자세를 유지할 수 있다면, 왼쪽 그림처럼 웨이트를 도입해 운동을 더 어렵게 해도 된다. 견갑골 안정근은 작으므로 사용하는 웨이트가 아주 가벼워야 하며(0.55 ~1.1kg 정도로 시작), 웨이트는 조금씩 점증적으로 늘려야 한다.

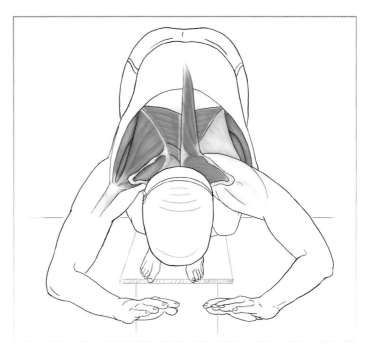

응용운동

피지오볼 T, Y, A(Physioball T, Y, A)

피지오볼을 추가하면 운동이 훨씬 더 어려워지지만, 수영 중 겪게 되는 부하와 보다 흡사해진다. 물에서처럼 몸을 발에서 머리끝까지 일직선으로 유지하는 것이 중요하다.

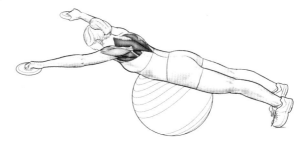

스캐퓰러 푸시업(Scapular Push-Up)

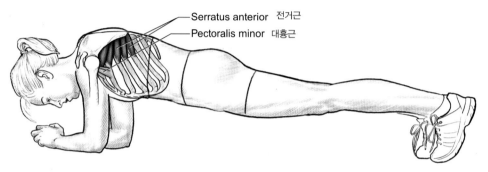

Serratus anterior   전거근
Pectoralis minor   대흉근

운동

1. 얼굴을 아래로 향해 엎드려 발가락과 상완으로 체중을 지지한다.
2. 몸을 일직선으로 유지하면서 가슴을 낮추되 어깨 자세를 유지하고 견갑골을 모아 조이도록 한다.
3. 견갑골을 벌려(전인) 상체를 위쪽으로 민다.

관련근육

　　주동근육: 전거근
　　이차근육: 소흉근

스위밍 포커스

이 운동의 유일한 타깃은 견갑골을 등에 밀착시키는 데 중요한 역할을 하는 전거근이다. 이 근육이 약하면 견갑골의 익상 현상(winging of the shoulder blade, 견갑골이 날개 모양으로 들려지는 현상)이 나타나는데, 이는 견갑골이 적절히 제어되지 않고 있다는 징후로 어깨 손상 위험을 증가시킨다. 전거근은 팔을 머리 위로 움직일 때 견갑골의 상방 회전에도 중요한 역할을 하며, 이는 스트로크의 신장에 도움이 된다.
손 대신 전완으로 이 운동을 하는 목적은 어깨 부위의 움직임을 구분 훈련시키기 위함이다.

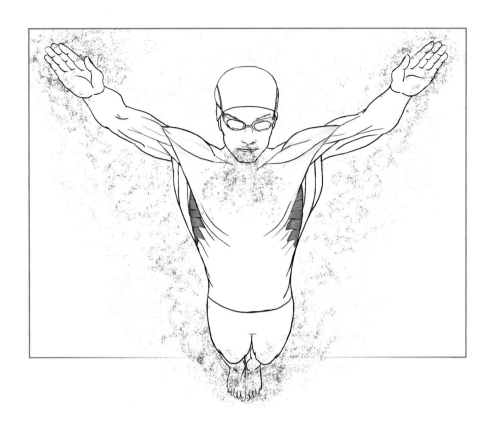

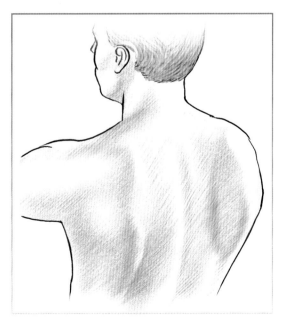

견갑골의 익상 현상

스캐퓰러 딥(Scapular Dip)

하부 승모근
Lower trapezius
Latissimus dorsi
광배근

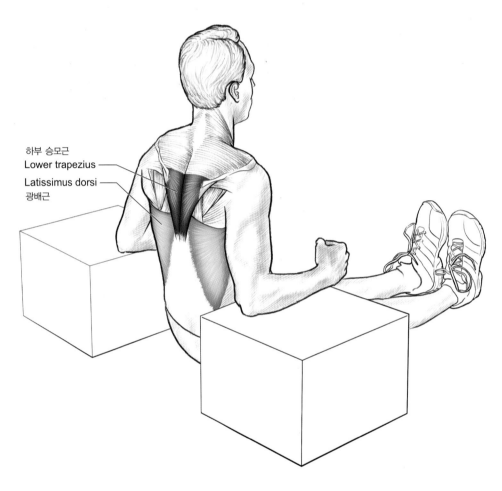

운동

1. 15cm 높이의 박스 2개 사이에 똑바로 앉아 손을 몸통과 나란히 위치시킨다. 팔꿈치는 90도로 굽혀 전완이 상자 위에 놓이게 한다.
2. 아래로 밀면서 둔부를 지면에서 들어 올리며, 어깨를 들어 올리는 것과 반대의 움직임을 강조한다.
3. 둔부가 지면에 간신히 닿을 정도로 다시 아래로 내리고 반복한다.

관련근육

주동근육: 하부 승모근

이차근육: 대흉근, 소흉근, 광배근

스위밍 포커스

이 운동은 견관절의 안정성을 높이고 스위머들 사이에 자주 관찰되는 자세 변화를 교정하는 데 도움이 된다. 스캐퓰러 딥 운동은 하부 승모근을 타깃으로 하는데, 이 부위가 약하면 어깨 손상을 초래할 수 있다. 또한 하부 승모근을 강화하면 스위머들에게 흔한 '어깨가 앞으로 밀린 자세(forward rounded-shoulder posture)'를 교정하는 데도 도움이 된다.

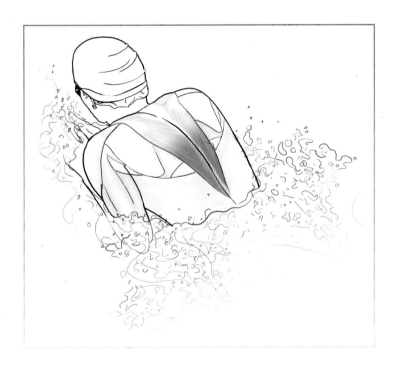

튜빙 인터널 로테이션(Internal Rotation With Tubing)

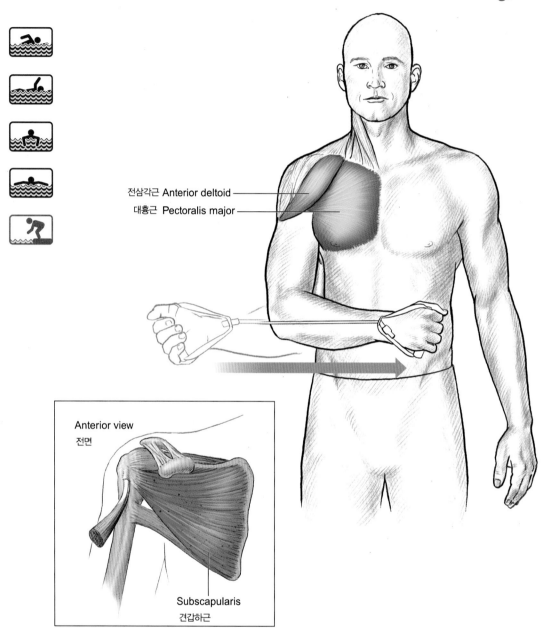

전삼각근 Anterior deltoid
대흉근 Pectoralis major

Anterior view
전면

Subscapularis
견갑하근

운동

1. 튜빙이 팔꿈치 높이로 걸려 있는 봉에서 옆으로 120cm 떨어진 곳에 선다. 봉에 가까이 있는 팔로 튜빙의 끝을 잡고 팔꿈치를 90도로 구부린다.

2. 손을 몸 앞으로 회전시켜 몸통에 닿게 한다. 움직이는 동안 내내 전완이 바닥과 평행하게 한다.

3. 천천히 시작 자세로 되돌아간다.

관련근육

　주동근육: 견갑하근

　이차근육: 대흉근, 광배근, 전삼각근

스위밍 포커스

견갑하근은 반복적인 팔 운동을 할 때 견관절의 안정화에 중요한 근육군인 회전근개에서 4개 근육 중의 하나이다. 따라서 견갑하근을 타깃으로 하는 운동은 손상 예방에 중요한 역할을 한다. 회전근개 근육은 모두 견갑골에서 기시하므로 이 운동을 할 때에는 견갑골을 아래와 뒤로 조이고 운동 내내 이러한 자세를 유지함으로써 견갑골을 안정화해야 한다는 점을 기억하라. 왼쪽 그림에서처럼 팔꿈치와 몸의 측면 사이에 수건을 끼우면 일부 주요 근육에 가해지는 긴장의 감소에 도움이 되고 팔을 회전시키면서 팔꿈치를 몸의 측면에 밀착시켜야 한다는 점을 의식하게 해준다.

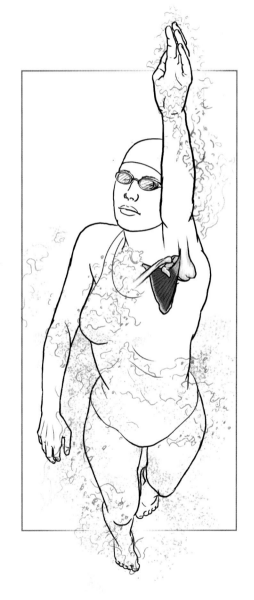

튜빙 엑스터널 로테이션(External Rotation With Tubing)

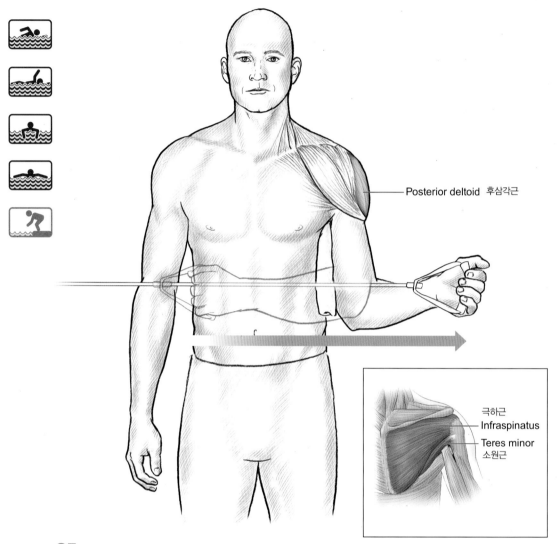

Posterior deltoid 후삼각근

극하근
Infraspinatus
Teres minor
소원근

운동

1. 튜빙이 팔꿈치 높이로 걸려 있는 봉에서 옆으로 120cm 떨어진 곳에 선다. 봉에서 멀리 있는 팔로 튜빙을 잡고 팔꿈치를 90도로 구부린다.
2. 손을 몸통에서 바깥쪽으로 회전시켜 90도의 아치를 그리도록 한다. 움직이는 동안 내내 전완이 바닥과 평행하게 한다.
3. 천천히 시작 자세로 되돌아간다.

관련근육

  주동근육: 극하근, 소원근

  이차근육: 후삼각근

스위밍 포커스

이 운동의 외회전은 회전근개 근육군을 이루는 두 근육인 극하근과 소원근을 구분해서 훈련시킨다. 이 근육들은 반복적인 팔 운동을 할 때 견관절의 안정화에 중요하다. 배영을 제외한 모든 영법은 견관절의 내회전 동작을 강조하기 때문에, 이 운동을 추가해 근력 불균형을 해소하는 것이 중요하다.

회전근개 근육은 모두 견갑골에서 기시하므로 이 운동을 할 때에는 견갑골을 안정화해야 한다는 점을 기억하라. 견갑골을 아래와 뒤로 조이고 운동 내내 이러한 자세를 유지해야 한다. 왼쪽 그림에서처럼 팔꿈치와 몸의 측면 사이에 수건을 끼우면 일부 주요 근육에 가해지는 긴장의 감소에 도움이 되고 팔을 회전시키면서 팔꿈치를 몸의 측면에 밀착시켜야 한다는 점을 의식하게 해준다.

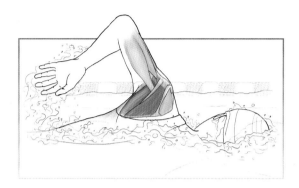

응용운동

사이드-라잉 덤벨 엑스터널 로테이션
(Side-Lying Dumbbell External Rotation)

옆으로 누워 팔꿈치를 90도로 구부린 상태에서 팔을 회전시켜 덤벨이 배에서 바깥쪽으로 아치를 그리며 천장을 향해 움직이도록 한다. 상체를 비틀면 견관절에 대한 구분훈련이 되지 못하기 때문에 이를 피해야 한다. 덤벨은 튜빙보다 더 일정한 유형의 저항을 제공한다.

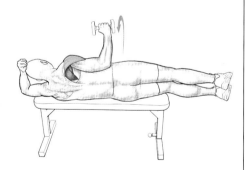

더블-암 엑스터널 로테이션
(Double-Arm External Rotation)

이 응용운동은 양팔로 튜빙 엑스터널 로테이션 운동을 하는 것이다. 각각의 손으로 튜빙의 한쪽 끝을 잡는다. 이러한 시작 자세에서는 튜빙의 장력이 약간 정도에 그쳐야 한다. 그 다음 양팔을 바깥쪽으로 45도 회전시키면서 동시에 견갑골을 모아 조인다. 이 자세를 3~4초 동안 유지한 다음 시작 자세로 되돌아간다.

크랩워크(Crabwalk)

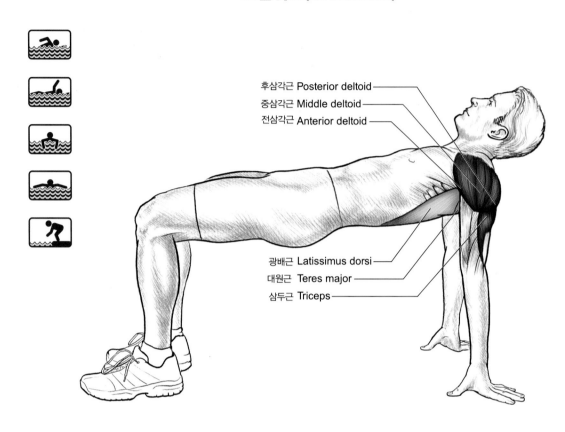

후삼각근 Posterior deltoid
중삼각근 Middle deltoid
전삼각근 Anterior deltoid

광배근 Latissimus dorsi
대원근 Teres major
삼두근 Triceps

운동

1. 바닥에 엉덩이를 대고 앉아 손과 발을 바닥에 평평하게 대고 얼굴은 위를 쳐다본다.
2. 둔근을 조여 둔부를 지면에서 위로 들어 올린다.
3. 먼저 손을 움직이고 그 다음 발을 움직여 '걷기' 시작한다.
4. 한번에 15~20cm 이내로 손을 움직여 어깨에 지나친 긴장을 가하지 않도록 한다.

관련근육

주동근육: 전삼각근, 중삼각근, 후삼각근, 회전근개(극상근, 극하근, 소원근, 견갑하근), 상완삼두근
이차근육: 광배근, 대원근

스위밍 포커스

이 운동은 훌륭한 종합 운동으로 4가지 영법 각각에 도움이 되는 삼각근, 회전근개와 상완삼두근을 모두 타깃으로 한다. 삼각근의 동원은 각 영법에서 되돌리기 단계의 향상으로 이행된다. 회전근개의 강화는 어깨 안정성을 기르는 데 도움이 되며, 상완삼두근은 각 영법의 추진 단계에서 다양하게 기여한다. 아울러 이 운동에서 하는 뒤로 팔을 뻗는 움직임은 손이 몸에 비해 어디에 위치하는지에 대한 자각을 향상시키도록 도와, 수영 역학을 개선하게 된다.

또 다른 이점은 이 운동이 어깨를 닫힌 사슬 자세(closed-chain position, 손이나 발이 지면 또는 기타 표면에 고정되어 있는 상태)에 놓이게 한다는 것이다. 이러한 자세에서 수행되는 운동은 견관절을 둘러싼 안정근의 동원을 증가시킨다. '닫힌 사슬'이란 용어는 운동의 고정점, 이 경우에는 손이 지면과 접촉하고 있다는 것을 의미한다.

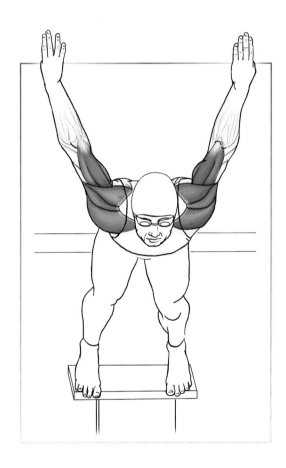

오버헤드 싱글-암 바운스
(Overhead Single-Arm Bounce)

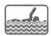

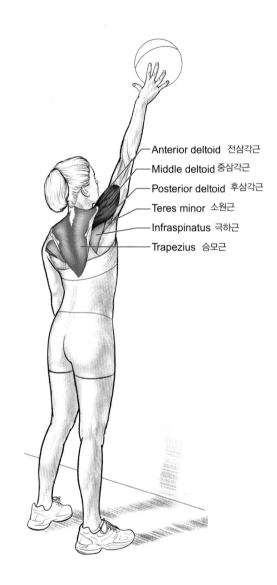

Anterior deltoid 전삼각근
Middle deltoid 중삼각근
Posterior deltoid 후삼각근
Teres minor 소원근
Infraspinatus 극하근
Trapezius 승모근

운동

1. 벽에서 30cm 떨어져 있는 위치에 선다. 마치 웨이터가 식판을 머리 위로 들고 있는 것처럼 바람을 넣은 공(예, 축구공)을 손바닥으로 잡은 채 시작한다.

2. 팔 전체를 움직여 공을 튕기는 동작을 시작한다. 벽의 목표 지점은 왼팔인 경우에 11시 방향, 오른팔인 경우에 1시 방향에 둔다.

3. 작고 빠르게 튕기는 동작을 강조한다.

관련근육

    주동근육: 전삼각근, 중삼각근, 후삼각근

    이차근육: 승모근, 회전근개(극상근, 극하근, 소원근, 견갑하근)

스위밍 포커스

이 운동은 손이 머리 위로 있는 자세에서 근력을 기르는 데 유용하며, 이러한 근력은 스트로크를 신장시키려 할 때 자신감을 향상시킨다. 이 운동의 손 움직임은 자유형과 접영에서 하는 것과 흡사하다. 그 결과 이 운동은 두 영법의 캐치 동작에서 풀 동작으로 신속히 전환하는 데 유익할 수 있다.

공을 튕기는 동작을 할 때는 작고 빠른 움직임을 강조해 삼각근과 회전근개에 초점을 두어야 한다. 이 운동은 견갑골 안정근과 회전근개 근육의 지구력을 길러줘 손상의 예방에 도움이 된다. 크게 움직이면 대흉근과 광배근을 동원하게 되는데, 이는 이 운동의 목표가 아니다.

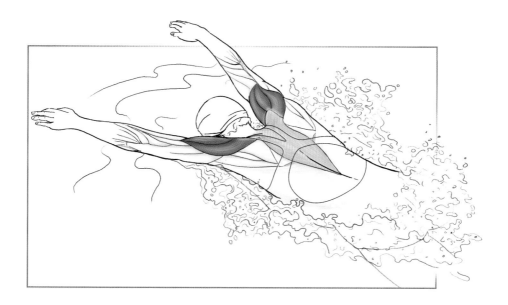

CHAPTER 4

가슴 CHEST

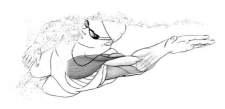

가슴의 주요 근육인 대흉근은 스위머가 물을 헤치고 나아가게 하는 힘의 대부분을 생성하는 2개의 상완골 추진근(humeral propeller) 중 하나이다. 제3장에서 설명한 견갑대 근육과 제2장에서 설명한 팔 근육의 도움을 받아, 대흉근에서 생성된 힘은 손과 전완으로 전달된다. 다시 손과 전완은 주요 힘 전달자의 역할을 하고 이를 통해 몸은 물을 가르고 나아가게 된다. 가슴 부위에서 기타 근육으로는 소흉근과 전거근이 있다.

대흉근(그림 4-1)은 쇄골두(clavicular head, 상부)와 흉골두(sternal head, 하부)의 2갈래로 나뉜다. 쇄골두 부분은 대흉근의 상부를 이루고 쇄골의 내측 절반 전면에서 기시한다. 흉골두 부분은 하부를 형성하고 흉골의 전면과 1~6번 늑골의 연골에서 기시한다. 상부와 하부는 합쳐져 견관절을 지나 상완골에 부착된다. 대흉근이 수축하여 상완골을 당기면 견관절의 굴곡(flexion), 신전(extension), 내전(adduction)과 내회전(internal rotation)이 일어난다. 굴곡은 팔을 몸의 측면에서 앞으로 올리는 동작이다. 굴곡의 역동작인 신전은 팔을 굴곡 자세에서 측면으로 되돌리는 동작이다. 내전은 팔을 몸의 옆으로 올렸을 경우에 몸의 정중선 방향으로 되돌리는 동작으로, 이 동작은 본질상 수평 또는 수직일 수 있다. 내회전은 손을 몸의 정중선 방향으로 회전시켜 손바닥을 배에 얹는 동작이다. 소흉근과 전거근에 대한 자세한 설명은 제3장 서론 부분을 참조하라. 이 장에서는 대흉근이 상완골에 작용할 때 이들 근육이 견갑골의 안정화와 아울러 견관절의 안정화에 도움을 주는 역할을 한다고 생각하면 된다.

또한 기타 여러 근육이 이 장에서 소개하는 운동을 할 때 활성화된다. 전삼각근은 흔히 대

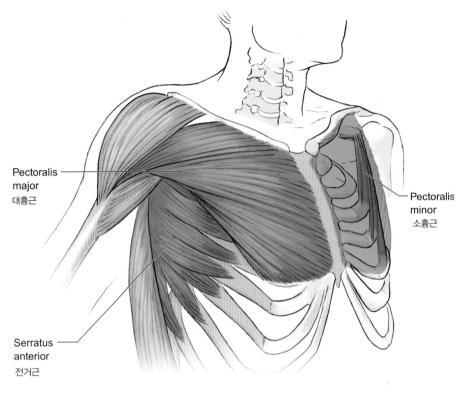

Pectoralis
major
대흉근

Pectoralis
minor
소흉근

Serratus
anterior
전거근

그림 4-1. 가슴 근육

흉근의 견관절 굴곡을 보조하는 기능을 한다. 광배근은 견관절 신전을 돕고, 상완삼두근은 대흉근을 타깃으로 하는 많은 프레스 운동을 할 때 주관절을 신전시키는 기능을 한다.

앞서 말하였듯이 대흉근은 힘을 생성하는 2개 주요 근육의 하나로 스위머가 물을 헤치고 나아가게 하는 작용을 한다. 자유형과 접영에서 손이 먼저 물에 입수하고 몸이 신장된 자세를 취할 때 대흉근은 두 영법의 풀 단계를 시작한다. 이때 움직임에 기여하는 주요 근육은 대흉근의 상부이다. 손이 그 고정점을 향해 움직임에 따라 대흉근의 하부와 함께 광배근이 스위머가 물을 가르고 나아가도록 돕는다. 손이 견관절 아래를 지나면서 대흉근 상부의 기여는 감소하고 하부가 추진 단계를 완료하는 주요 역할을 떠맡는다.

접영과 자유형에서처럼 평영에서도 대흉근의 상부는 손을 바깥으로 젓는 것으로 시작되는 추진 단계의 시작에 중요한 역할을 한다. 손이 외측으로 젓는 동작으로 전환되어도 대흉근은 계속 기여해 견관절의 내전과 내회전을 담당한다. 대흉근은 손을 몸의 정중선으로 모아 추진 단계에서 되돌리기 단계로 전환하는 동안에도 활성화된다.

배영인 경우에 풀 동작의 초반부에서 대흉근의 기여는 스위머의 테크닉에 달려 있다. 초기에 캐치 동작을 깊게 하는 사람들은 힘을 생성하는 데 광배근에 더 의존하고 대흉근에 덜 의존한다. 초기에 캐치 동작을 얕게 하는 사람들에서는 대흉근이 더 큰 기여를 한다. 두 경우에서 모두 초기에 기여하는 부위는 대흉근의 상부이다. 스위머가 풀 동작을 진행시킴에 따라 하부가 풀 단계의 나머지 부분에 대한 주요 책임을 떠맡는다.

지상 훈련 프로그램을 구성하고 이 장에서 운동을 선택할 때 중요하게 고려해야 하는 사항은 대개 대흉근은 스위머들에서 비교적 약한 부위가 아니라는 점인데, 이는 수영 동작이 이 근육을 상당히 활성화하기 때문이다. 그러므로 가슴 근육을 타깃으로 하는 운동을 이용하는 것도 중요하지만, 지상 훈련 프로그램의 주요 목표들 중 하나는 근육을 강화하는 것이 아니라 근육 불균형을 해소하는 것이라는 점을 명심해야 한다. 가슴을 지나치게 강조하지 않기 위해서는 광배근을 강조하는 당기기 운동과 대흉근을 강조하는 밀기 운동을 2:1의 비율로 이용해야 한다.

푸시업(Push-Up)

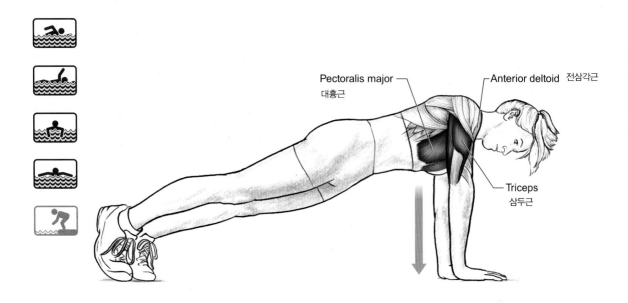

Pectoralis major
대흉근

Anterior deltoid 전삼각근

Triceps
삼두근

운동

1. 양손을 바닥에 어깨 높이로 두고 어깨너비보다 약간 더 넓게 벌린 채 엎드린다. 하체를 발가락으로 지지한다.
2. 몸을 발목에서 머리끝까지 일직선으로 유지한 채 상체를 위쪽으로 밀어 팔꿈치를 편다.
3. 몸을 내려 가슴이 지면에서 2.5cm 정도 떨어지게 한다.

관련근육

주동근육: 대흉근, 상완삼두근

이차근육: 전삼각근

스위밍 포커스

푸시업은 아무 장비 없이 거의 모든 상황에서 할 수 있기 때문에 지상 훈련 프로그램에 추가하면 유용하다. 이 운동은 강화 운동과 안정화 운동으로 모두 스위머에게 유익하다. 강화 운동으로서 푸시업은 주로 상완삼두근과 대흉근을 타깃으로 하는데, 두 근육군은 각 영법의 추진 단계에서 사용된다. 또한 푸시업은 어깨를 닫힌 사슬 자세에 놓음으로써 견관절의 안정화 근육군(회전근개와 견갑골 안정근)을 타깃으로 한다.

푸시업을 할 때에는 반드시 자세를 모니터링해야 한다. 테크닉 면에서 흔한 오류는 몸을 발목에서 머리끝까지 일직선으로 유지하지 않는 것이다. 이러한 테크닉 오류를 초래하는 2가지 주범은 머리 자세가 부적절한 것과 중심부 안정화 근육이 약한 것이다. 어느 것이든 이와 같은 문제가 있으면 허리가 지나치게 처지거나 휘어 척추에 과도한 스트레스를 가하게 된다. 적절한 자세를 유지할 수 없을 경우에는 운동을 변경시켜 발가락 대신 무릎으로 시작하라.

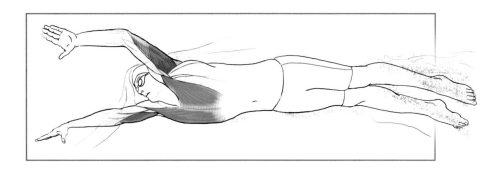

 안전수칙: 가슴을 너무 많이 내리면 어깨 전방부에 추가로 스트레스를 줄 수 있다. 어깨에 손상이 있거나 손상을 경험한 적이 있는 사람들은 이러한 움직임을 피해야 한다.

응용운동

플라이오메트릭 푸시업(Plyometric Push-Up)

플라이오메트릭 푸시업은 느리고 절제된 움직임을 강조하는 일반 푸시업과 대조적으로 폭발적인 근육 수축을 강조한다. 빠르고 폭발적인 움직임은 오픈턴을 할 때 폭발적으로 턴을 하는 방법을 스위머에게 가르치는 데 유용할 수 있다. 플라이오메트릭 푸시업은 상체를 위쪽으로 폭발적으로 밀어 양손이 지면에서 떨어지게 하여 수행한다. 젊은 스위머에게 이 운동을 적용할 때는 주의가 요구되는데, 이들은 근육 협동이 결여되어 운동 끝 무렵에 자신의 몸을 가눌 수 없을 지도 모르기 때문이다.

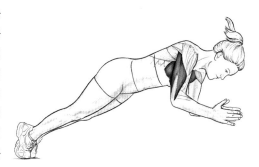

닐링 푸시업(Kneeling Push-Up)

무릎을 대고 하는 닐링 푸시업은 푸시업 방법을 막 배우기 시작한 스위머나 올바른 자세의 유지에 필요한 상체 또는 중심부 근력이 부족한 스위머에게 좋은 과도기적인 응용운동이다.

피트-엘리베이티드 푸시업(Feet-Elevated Push-Up)

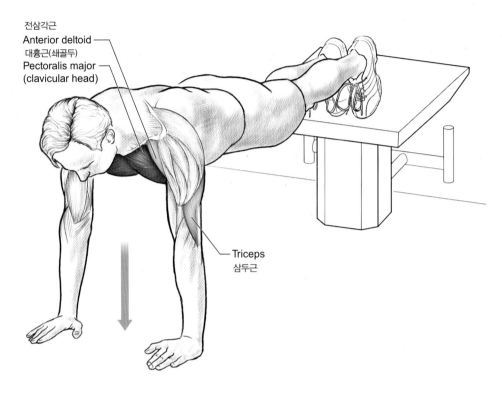

전삼각근
Anterior deltoid
대흉근(쇄골두)
Pectoralis major
(clavicular head)

Triceps
삼두근

운동

1. 양손을 바닥에 어깨 높이로 두고 어깨너비보다 약간 더 넓게 벌린 채 엎드린다.

2. 수영장 의자와 같이 상승되어 있는 표면에 양발을 얹고 몸을 발목에서 머리끝까지 일직선으로 유지한 채, 상체를 위쪽으로 밀어 팔꿈치를 편다.

3. 몸을 내려 가슴이 지면에서 2.5cm 정도 떨어지게 한다.

관련근육

주동근육: 대흉근(쇄골두)

이차근육: 전삼각근, 상완삼두근

 안전수칙: 이 운동은 강화된 근력을 요하고 복잡하기 때문에 젊은 스위머가 해서는 안 된다.

스위밍 포커스

이렇게 체위를 변경시키면 대흉근의 쇄골 부분(상부)과 전삼각근을 강조하게 된다. 양발을 더 높이 올릴수록 강조점의 이동 정도는 더 커진다. 이와 같이 변경하여 강조하면 접영, 자유형 및 평영을 할 때 풀 단계의 전반부에서 동원되는 대흉근 부위를 타깃으로 하게 된다. 변경된 체위는 운동을 한층 더 어렵게 하고 견관절에 추가로 스트레스를 가해 일반 푸시업을 하면서 적절한 자세와 테크닉을 유지할 수 있는 사람들만 이 운동을 해야 한다는 점을 명심하라. 이 운동으로 전환하는 좋은 방법은 양발의 높이를 점증적으로 올리는 것이다.

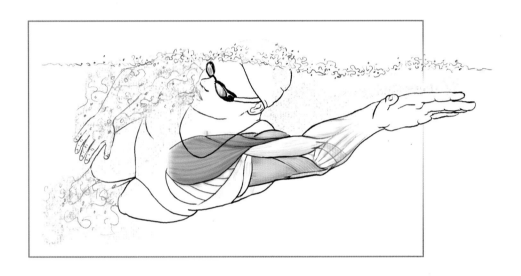

응용운동

피지오볼 피트-엘리베이티드 푸시업
(Feet-Elevated Push-Up on Physioball)

피지오볼을 이용하는 이 응용운동은 동일한 근육군을 단련시키지만 피지오볼의 불안정한 특성 때문에 더 어렵다. 피지오볼의 팽창 압력을 증가시키거나 피지오볼 위에 발 전체 대신 발가락만 얹으면 운동이 더욱 어려워질 수 있다.

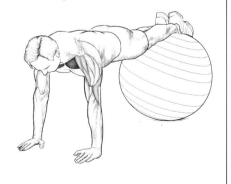

메디신 볼 푸시업(Medicine Ball Push-Up)

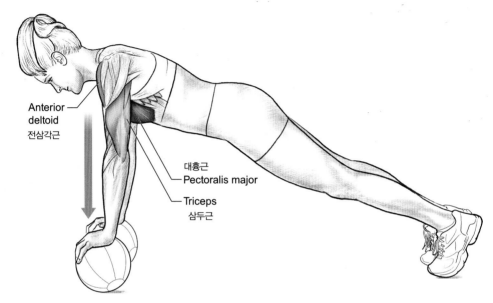

Anterior
deltoid
전삼각근

대흉근
Pectoralis major

Triceps
삼두근

운동

1. 메디신 볼 2개를 어깨너비로 벌려 놓는다. 각각의 볼 위에 손을 얹는다. 하체를 발가락으로 지지한다.

2. 몸을 발목에서 머리끝까지 일직선으로 유지한 채 상체를 위쪽으로 밀어 팔꿈치를 편다.

3. 몸을 내려 가슴이 볼에서 2.5cm 정도 떨어지게 한다.

관련근육

    주동근육: 대흉근

    이차근육: 전삼각근, 상완삼두근

 안전수칙: 가슴을 너무 많이 내리면 어깨 전방부에 추가로 스트레스를 줄 수 있다. 어깨에 손상이 있거나 손상을 경험한 적이 있는 사람들은 이러한 움직임을 피해야 한다.

82 CHAPTER 4

스위밍 포커스

메디신 볼을 도입하는 것은 일반 푸시업을 할 때 적절한 테크닉을 일관되게 유지할 수 있는 사람에게 푸시업 운동의 난이도를 증가시키는 효과적인 방법이다. 메디신 볼의 불안정한 특성으로 인해 어깨와 중심부 안정화 근육에 대한 부하가 증가하고, 이러한 부위는 불안정한 표면에 고정되어 있는 손에 반응해야 한다. 아울러 손의 위치가 변경되어 있어 운동을 할 때 가용한 운동범위가 더 커져 보다 큰 범위로 근육을 강화하게 된다.

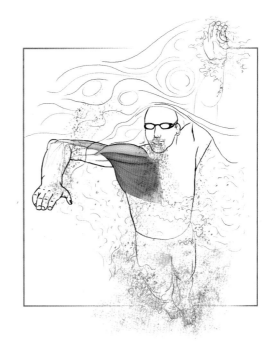

응용운동

스태거드 핸드 플레이스먼트 메디신 볼 푸시업
(Medicine Ball Push-Up With Staggered Hand Placement)

한 손은 메디신 볼 위에 얹고 다른 손은 바닥에 놓는 자세(staggered hand placement)를 취하면 각각의 손이 서로 다른 위치에 있기 때문에 운동이 어려워진다. 이러한 상황은 자유형과 배영을 할 때 경험하는 것과 비슷하다. 이렇게 손의 위치를 변경시키면 메디신 볼 위에 얹은 손을 보다 강조해 강화하게 된다. 아울러 몸통 회전이 추가되므로 복부 중심 근육에 가해지는 부하가 변경된다.

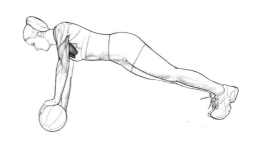

바벨 플랫 벤치 프레스(Barbell Flat Bench Press)

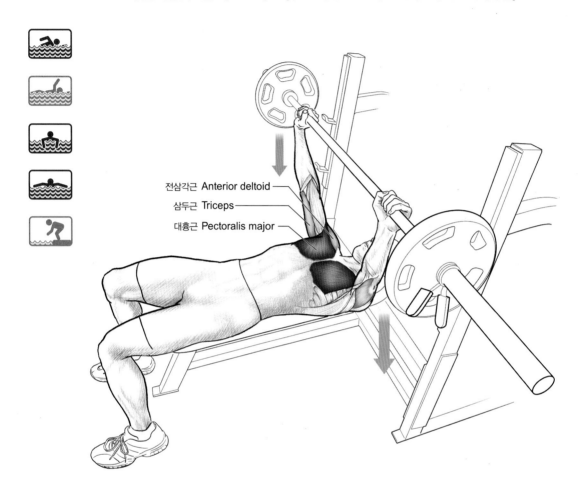

전삼각근 Anterior deltoid
삼두근 Triceps
대흉근 Pectoralis major

운동

1. 벤치에 등을 곧게 펴고 누워 양발을 어깨너비로 벌리고 바닥에 평평하게 댄다.

2. 오버핸드 그립으로 바를 잡되 팔을 쭉 펴고 양손을 어깨너비 정도로 벌린다.

3. 천천히 바를 내려 가슴 중간에 간신히 닿도록 한다.

4. 바를 위쪽으로 밀어 올려 팔꿈치를 편다.

관련근육

주동근육: 대흉근

이차근육: 전삼각근, 상완삼두근

스위밍 포커스

벤치 프레스는 거의 모든 운동 영역에서 대흉근을 강화하기 위해 이용하는 주요 운동이다. 이 운동을 하면 넓은 운동범위로 대흉근을 강화할 수 있으며, 이는 자유형, 접영과 평영에서 풀 단계의 강화로 이행된다. 이 운동에서는 푸시업의 경우와 동일한 근육군을 사용하지만, 저항을 다양화할 수 있어 푸시업의 단점들 중 하나가 극복된다. 바를 가슴 중간(젖꼭지 라인)으로 내리는 것이 중요한데, 이렇게 하면 팔꿈치를 몸의 측면을 따라 내리는 데 도움이 된다. 바를 가슴 상부의 한 지점(쇄골처럼)으로 내리면 팔꿈치가 높아져 어깨의 전방부에 과도한 스트레스를 가하게 된다.

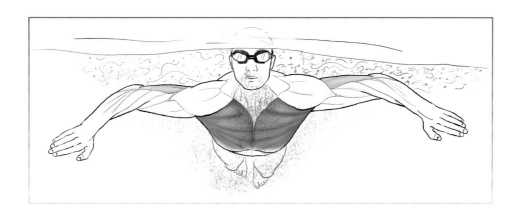

응용운동

덤벨 플랫 벤치 프레스(Dumbbell Flat Bench Press)

덤벨을 사용하면 양손을 서로 독립적으로 움직일 수 있어, 수영 중에 가해지는 독립적인 부하와 보다 밀접히 관련된 운동이 된다. 또한 덤벨을 사용하면 팔을 서로 분리할 수 있어, 강한 쪽의 팔이 약한 쪽의 팔을 보상하는 것을 막을 수 있다.

덤벨 피지오볼 벤치 프레스
(Dumbbell Physioball Bench Press)

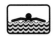

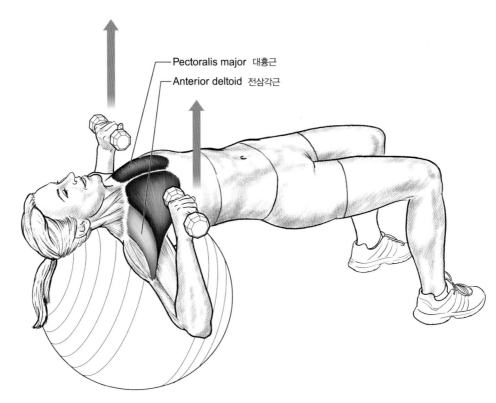

Pectoralis major 대흉근
Anterior deltoid 전삼각근

운동

1. 양손에 덤벨을 들고 피지오볼 위에 앉는다.

2. 몸을 아래로 밀어 브리지 자세(bridge position)를 취하고 볼 위에서 목과 어깨의 균형을 잡는다.

3. 엉덩이를 쭉 편 채 덤벨을 가슴 높이로 내린다.

4. 덤벨을 위쪽으로 밀어 팔꿈치를 편다.

관련근육

    주동근육: 대흉근

    이차근육: 전삼각근, 상완삼두근

스위밍 포커스

이 운동은 이전 응용운동에서 소개한 덤벨 플랫 벤치 프레스와 동일한 효과를 보이나, 이 운동에서는 체위를 유지해야 하기 때문에 근육군을 추가로 활성화하는 효과가 있다. 발과 어깨만을 접촉점으로 하여 몸을 지지해야 하므로 몸통과 엉덩이의 안정화 근육에 가해지는 부하가 높다. 피지오볼의 불안정한 특성 때문에 체위를 유지하는 안정화 근육이 끊임 없이 단련된다.

이 운동을 할 때에는 무릎, 엉덩이, 몸통과 머리끝이 일직선을 이루어야 한다. 이러한 체위를 유지하는 것은 유선형 자세를 유지하는 동안 가해지는 부하와 비슷하다. 기타 운동과 마찬가지로 허리가 휘거나 구부러지면 손상 위험이 증가한다.

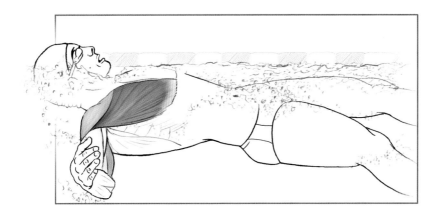

 안전수칙: 젊은 스위머인 경우에 안정된 벤치에서 적절한 벤치 프레스 테크닉을 보여주지 못하는 한 이 운동을 해서는 안 된다.

바벨 인클라인 벤치 프레스(Barbell Incline Bench Press)

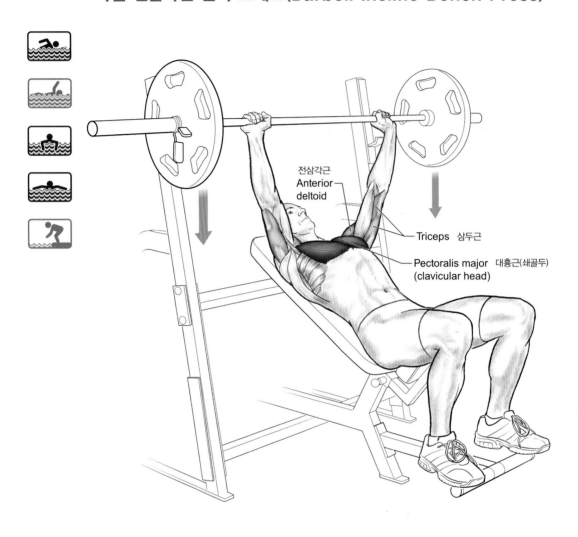

전삼각근
Anterior deltoid

Triceps 삼두근

Pectoralis major 대흉근(쇄골두)
(clavicular head)

운동

1. 인클라인 벤치(45~60도 각도를 이루는)에 앉아 양발을 어깨너비로 벌린다.
2. 오버핸드 그립으로 바를 잡고 양손을 가슴 위에서 어깨너비 정도로 벌린다.
3. 천천히 바를 내려 가슴 상부에 간신히 닿도록 한다.
4. 바를 위쪽으로 밀어 올려 팔꿈치를 완전히 편다.

관련근육

주동근육: 대흉근(쇄골두)

이차근육: 전삼각근, 중삼각근, 상완삼두근

스위밍 포커스

이 운동에서는 상체가 올라간 자세를 취하므로 대흉근의 쇄골 부분(상부)과 전삼각근 및 중삼각근에 운동의 초점을 두게 된다. 대흉근의 상부를 구분하여 훈련시키는 운동의 장점은 이 부위가 자유형, 접영과 평영을 할 때 풀 단개의 초반부에서 활성화된다는 것이다. 이러한 자세에서 대흉근의 상부를 타깃으로 강화하면 풀 단계의 초반부 근력을 향상시킬 뿐만 아니라 스트로크의 신장에 자신감을 길러준다.

 안전수칙: 견관절을 보호하고 손상을 방지하는 비결은 바를 가슴 중간(젖꼭지 라인) 지점으로 내리고 아울러 바를 위쪽으로 밀어 올릴 때 손과 바벨이 어깨 뒤로 기울지 않도록 하는 것이다.

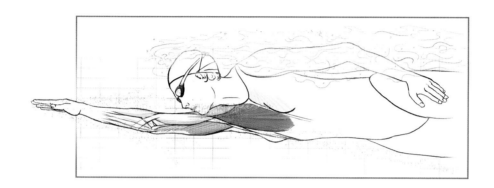

응용운동

덤벨 인클라인 벤치 프레스(Dumbbell Incline Bench Press)

바벨 대신 덤벨을 사용하면 양손을 서로 독립적으로 움직일 수 있어, 수영 중에 가해지는 부하와 보다 흡사해진다. 또한 양손을 분리하여 움직이면 바벨을 사용하는 경우처럼 강한 쪽의 팔이 약한 쪽의 팔을 보상하는 것을 막을 수 있다.

딥(Dip, 가슴형)

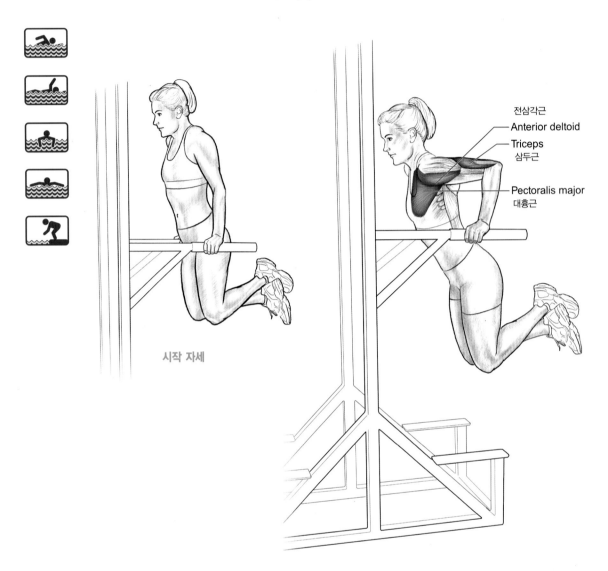

전삼각근
Anterior deltoid
Triceps
삼두근
Pectoralis major
대흉근

시작 자세

운동

1. 딥 바 위에 오른다. 팔꿈치를 편 채 체중을 지지한다.
2. 가슴을 아래쪽으로 내리면서 상체를 앞으로 기울인다.
3. 상완이 바닥과 평행하거나 어깨의 전방부에서 신전을 느낄 때 멈춘다.
4. 몸을 위쪽으로 밀어 팔꿈치를 편다.

관련근육

    주동근육: 대흉근, 상완삼두근, 전삼각근

    이차근육: 없음

스위밍 포커스

이 운동은 대흉근과 상완삼두근을 모두 타깃으로 하며, 이에 따라 4가지 영법에 다 유익하고 주로 풀 단계에 기여한다. 딥 운동은 특히 평영에 유용한데, 스타트와 턴 이후에 수행하는 수중 풀 동작의 마지막 부분과 흡사하기 때문이다. 몸통의 각도에 따라 운동의 초점은 대흉근에서 상완삼두근으로 전환될 수 있다. 가슴을 앞으로 기울이면 대흉근에 보다 초점을 두는 반면, 가슴을 수직으로 똑바로 유지하면 상완삼두근을 강조하게 된다.

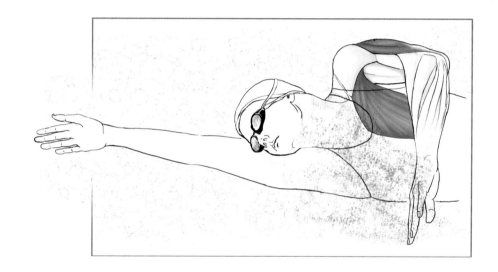

 안전수칙: 딥 운동을 할 때에는 어깨가 팔꿈치 아래로 내려가지 않도록 해야 한다. 어깨의 전방부에서 신전을 느낄 때까지만 몸을 내려라. 이 운동은 거리 부하가 낮고 어깨가 운동의 추가 스트레스를 견딜 수 있는 시즌 초반부로 한정하는 것이 가장 좋다. 젊은 스위머는 이 운동을 피해야 한다.

스탠딩 더블-암 메디신 볼 스로 다운
(Standing Double-Arm Medicine Ball Throw Down)

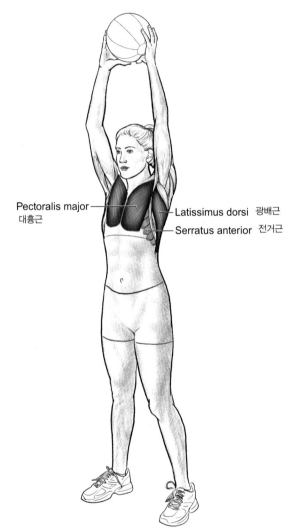

Pectoralis major
대흉근

Latissimus dorsi 광배근

Serratus anterior 전거근

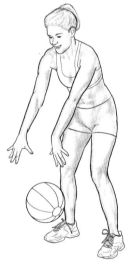

종료 자세

운동

1. 양손으로 메디신 볼을 머리 위로 들어 올린다.

2. 발에서 앞으로 30cm 떨어진 지점을 향해 힘차게 메디신 볼을 아래쪽으로 던진다.

3. 지면에서 튕겨 오르는 메디신 볼을 받는다.

관련근육
    주동근육: 대흉근, 광배근
    이차근육: 전거근

스위밍 포커스

이 운동은 폭발적인 방식으로 대흉근과 광배근을 모두 타깃으로 하는 몇 안 되는 운동의 하나이다. 이 운동은 4가지 영법에서 모두 풀 단계의 초반부를 강화하며, 이러한 강화는 손의 입수에서 팔꿈치가 올라가는 자세로의 신속한 전환에 유용하다. 이 운동은 평영에서 특히 유익한데, 운동이 스타트와 턴 이후에 하는 수중 풀 동작과 비슷하기 때문이다.

이 운동에서 최대의 효과를 얻는 비결은 우선 양팔을 신장시킨 자세에서 던지기를 시작하는 것이다. 이렇게 자세를 취하면 똑바로 선 자세에서 운동을 시작하도록 돕는다. 두 번째 비결은 폭발적이지만 절제된 동작으로 던지기를 하고 엉덩이 높이에서 볼을 놓을 때까지 던지기를 계속하는 것이다.

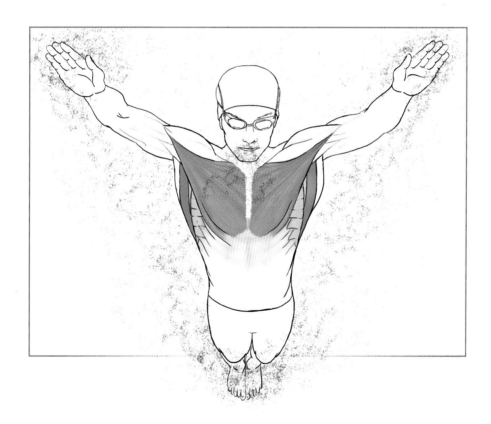

수파인 메디신 볼 파트너 패스 앤 캐치
(Supine Medicine Ball Partner Pass and Catch)

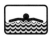

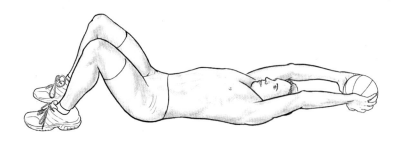

시작 자세

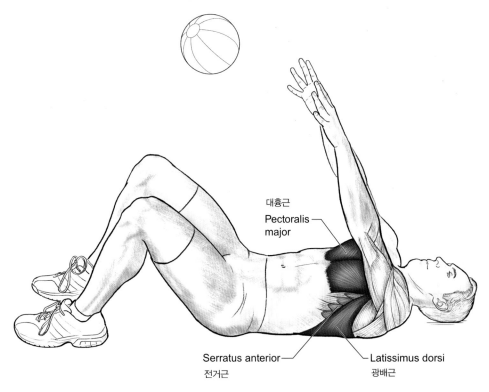

대흉근
Pectoralis major

Serratus anterior
전거근

Latissimus dorsi
광배근

운동

1. 지면에 등을 대고 누워 무릎을 구부리고 양발을 지면에 평평하게 댄다.
2. 파트너는 발에서 앞으로 120~150cm 떨어진 곳에 서게 한다.
3. 메디신 볼을 머리 위로 올린 자세에서 힘차게 볼을 파트너에게 던지되 손이 어깨 높이를 지날 즈음에 볼을 놓는다.
4. 손이 몸의 양옆에 올 때까지 팔로우 스루를 한다.

관련근육

주동근육: 대흉근, 광배근

이차근육: 전거근

스위밍 포커스

스탠딩 더블-암 메디신 볼 스로 다운과 비슷하게 이 운동
도 폭발적인 방식으로 대흉근과 광배근을 모두 타깃으로
한다. 두 운동 간에 주요 차이점은 메디신 볼을 놓는 지점
이다. 이 운동에서는 손이 어깨를 지날 즈음에 메디신 볼
을 놓는다. 이 운동의 주요 이점은 머리 위 자세에서 대흉
근과 광배근을 모두 강화한다는 것이다. 이러한 이점은
모든 영법의 풀 단계 초반부에서 자신감과 근력을 향상시
킨다.

이 운동의 효과를 극대화하는 비결은 팔이 신장된 자세에
서 던지기를 시작하는 것이다. 이러한 자세를 강조하기
위해서는 파트너가 던져준 메디신 볼을 받고 볼을 감속시
킨 다음 재빨리 그 방향을 바꿔 던지기 동작을 시작하면
된다.

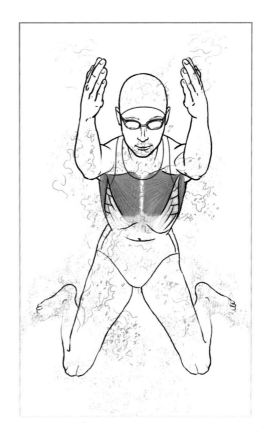

휠배로우(Wheelbarrow)

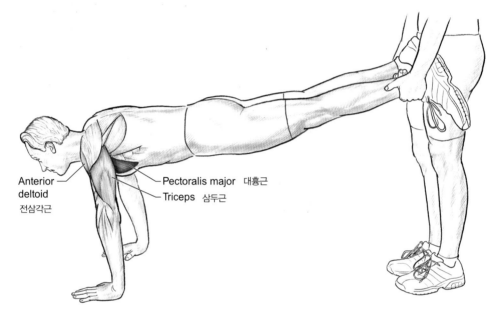

Anterior deltoid
전삼각근

Pectoralis major 대흉근
Triceps 삼두근

운동

1. 푸시업 자세에서 파트너가 양발을 잡고 허리 높이로 들어 올리게 한다.
2. 몸을 발목에서 머리끝까지 일직선으로 유지하는 데 집중한다.
3. 한 번에 하나의 손을 움직여 손으로 걸어 나간다.

관련근육

주동근육: 대흉근
이차근육: 전삼각근, 상완삼두근

스위밍 포커스

휠배로우 운동은 스위머에게 유익한 몇몇 부위에 초점을 둔다. 이 운동은 강화 운동으로서 대흉근과 상완삼두근을 타깃으로 하며, 이들은 4가지 영법에서 모두 풀 단계에 중요한 기여를 하는 근육이다. 또한 이 운동은 어깨, 중심부 및 엉덩이 안정화 근육을 활성화하는데, 이러한 활성화는 손상의 예방과 물에서 유선형 자세의 유지에 도움이 된다. 휠배로우 운동의 최대 장점들 중 하나는 강인한 정신을 길러준다는 것이다.

이 운동을 할 때에는 몸을 발목에서 머리끝까지 일직선으로 유지하는 데 집중해야 한다. 흔히 범하는 오류는 머리를 신체의 나머지 부위와 일직선으로 유지하지 않는 것과 등을 지나치게 굽히거나 처지게 하는 것이다. 이 두 가지의 체위 변형은 모두 손상 위험을 높인다. 이 운동을 제대로 하기 위해서는 먼저 손을 움직이지 않은 채 휠배로우 자세를 유지할 수 있어야 한다. 이 자세를 좋은 테크닉으로 60초 동안 유지할 수 있다면 손으로 걷는 동작을 시작해도 된다.

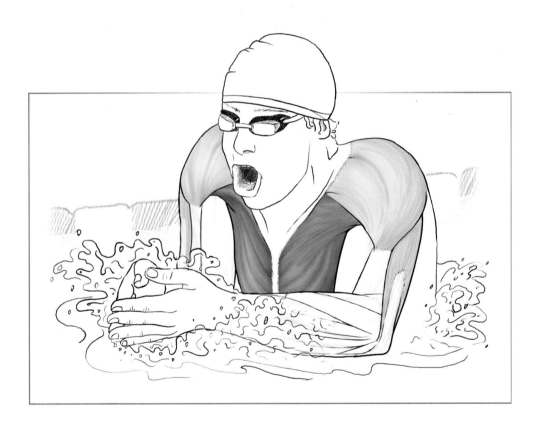

 안전수칙: 수영장 갑판에서 이 운동을 할 때는 보호 글러브를 착용해 손에 불필요한 손상을 입지 않도록 해야 한다.

CHAPTER 5

배 ABDOMEN

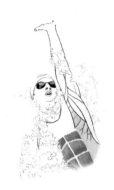

물속에서 몸을 효율적으로 움직이기 위해서는 팔과 다리가 조화롭게 움직여야 한다. 이러한 조화로운 움직임에서 핵심은 강한 중심부이며, 그 중에서도 복벽 근육이 가장 중요한 요소이다. 상체와 하체 움직임의 연결을 돕는 외에 복부 근육은 자유형과 배영에서 몸의 롤링 동작을 보조하고 접영, 평영과 수중 돌핀킥을 할 때 몸통의 파동 치는 움직임을 담당한다.

복벽은 흉곽에서 골반까지 이르는 4쌍의 근육으로 구성된다. 이 근육들은 크게 두 근육군으로 나눌 수 있다. 즉 하나의 전방 근육군과 서로 거울상 대칭을 이루는 2개의 측면 근육군으로 나뉜다. 전방 근육군은 단지 1쌍의 근육인 복직근으로 이루어지며, 이 근육은 몸의 정중선에 의해 좌우 절반으로 나뉜다. 2개의 측면 근육군 각각은 나머지 3쌍의 근육, 즉 외복사근, 내복사근과 복횡근의 한쪽으로 이루어진다(그림 5-1). 인체 동작과 운동에서 복부 근육은 2가지 주요 기능을 하는데, ⑴ 움직임, 특히 몸통 전방 굴곡(몸통을 앞으

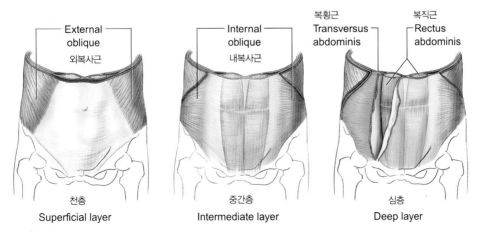

그림 5-1. 복부 근육

로 구부리는 동작), 몸통 측방 굴곡(몸통을 옆으로 구부리는 동작) 및 몸통 회전과 (2) 허리 및 몸통의 안정화이다. 이러한 동작들은 여러 근육군이 협력하여 활성화되거나 단일 근육군이 활성화되어 나타난다.

일반적으로 '식스팩(six pack)'이라 하는 복직근은 위로 5~7번 늑골의 연골과 흉골에 부착된다. 이 근육의 섬유는 수직으로 골반의 중앙 치골결합부와 치골능까지 뻗어 있다. 식스팩 모양은 결합조직으로 된 근막초(fascia sheath)가 복직근을 감싸고 나누어 나타난다. 몸의 정중선을 따라 복직근을 절반으로 나누는 선을 백선(linea alba)이라 한다. 복직근의 상부 근육이 수축하면 늑골을 아래쪽으로 당기는 반면, 하부 근육이 수축하면 골반을 위쪽으로 당긴다. 이러한 상부 및 하부 근육의 수축이 함께 일어나 몸통을 앞으로 구부린다.

2개의 측면 근육군을 이루는 근육들은 3개 층으로 배열되어 있다. 외복사근은 가장 얕은 층을 형성한다. 이 근육의 섬유는 5~12번 늑골의 외측면에서 기시하여 비스듬히(대각선으로) 내려가 몸의 정중선 백선과 골반을 따라 부착된다. 만일 손가락을 이 근육의 섬유라고 생각한다면, 섬유는 바지 앞주머니에 손을 넣을 때 손가락이 향하는 것과 동일한 방향으로 주행한다. 외복사근의 편측(한쪽) 수축은 반대쪽으로의 몸통 회전을 일으킨다. 즉 오른쪽 외복사근을 수축시키면 몸통이 왼쪽으로 회전한다는 의미이다. 양측 수축은 몸통 굴곡을 가져온다.

내복사근은 중간층을 형성한다. 그 섬유의 방향은 외복사근의 경우와 수직을 이룬다. 이 근육은 골반 상부와 흉요근막(thoracolumbar fascia)이란 구조물에서 기시한다. 흉요근막은 치밀한 결합조직으로 된 광범위한 근막으로 등 상부 및 하부의 척추에 붙어 있다. 이렇게 기시한 내복사근은 복부 전방을 감싸 백선과 치골에 부착된다. 이 근육의 편측 수축은 몸통을 같은 쪽으로 회전시키며, 양측 수축은 몸통 굴곡을 일으킨다.

복횡근은 3개 층 가운데 가장 깊은 층을 형성하며, 근육섬유가 복부를 횡으로(수평으로) 가로지르기 때문에 그러한 이름이 붙었다. 복횡근은 5~12번 늑골 연골의 내측면, 골반의 상부와 흉요근막에서 기시한다. 이 근육은 내복사근과 합쳐져 몸의 정중선을 따라 백선과 치골에 부착된다. 복횡근의 수축은 몸통을 현저히 움직이지 않으나, 측면 근육군의 기타 근육들과 협력해 중심부 안정근으로 기능한다. 측면 근육군을 이루는 근육들의 중심부 안정화 기능에 대한 이해를 돕기 위해 흔히 하는 비유가 이들 근육을 코르셋으로 생각하라는 것인데, 코르셋을 조이면 중심부를 안정된 자세로 유지할 수 있다.

전거근, 고관절 굴근 등 기타 근육은 이 장에서 소개하는 많은 운동을 할 때 복부 근육과 함께 동원될 수 있다는 점에 주목하라. 전거근은 제3장에서 설명한 대로 흔히 견갑골 안정근으로 기능하나, 또한 외복사근과 내복사근을 타깃으로 하는 많은 운동에서도 활성화된다. 주요 고관절 굴근 2개는 대퇴직근과 장요근이다. 제7장에서 설명하듯이 이 근육들은 다리 또는 몸통이 안정화되어 있느냐의 여부에 따라 고관절을 굴곡시키거나 몸통 하부를 굴곡시킬 수 있다.

중심부 복근은 수영에서 하는 역할에 따라 쉽게 몸통 굴근, 몸통 회전근과 몸통 안정근으로 분류할 수 있다. 몸통을 굴곡시키는 복직근, 외복사근과 내복사근은 모두 수영 중에 일어나는 움직임에 중요한 역할을 한다. 예들 들어, 플립턴에서 몸통의 굴곡은 복직근의 상부에 의해 시작되고 복직근의 하부에 의해 지속되며 두 복사근이 마무리에 도움을 준다. 또한 몸통 굴근은 접영, 평영과 수중 돌핀킥에서 파동 치는 몸놀림에 중요한 기여를 한다. 몸통 굴곡에 기여하는 외에 복사근은 몸통 회전도 담당한다. 강한 복사근은 접영과 평영에서 오픈 턴의 속도를 향상시키는 데 중요하다. 복사근은 자유형과 배영에서 몸의 롤링 동작을 할 때 활성화되어, 팔의 움직임을 엉덩이 및 다리의 움직임과 연결하는 기능을 한다. 앞서 말하였듯이 코르셋처럼 기능하는 복근은 몸통의 안정화에 중추적인 역할을 한다. 몸통 안정성은 팔과 다리가 추진력을 생성하는 견고한 지지기반을 제공하기 때문에 물에서 효율적으로 움직이는 비결의 하나이다.

복부 강화 운동을 지상 훈련 프로그램에 포함시킬 때에는 올바른 테크닉에 집중하는 것이 중요하다는 점을 이해해야 한다. 올바른 테크닉의 초점은 복근을 의식적으로 동원하는 것으로 시작된다. 이를 흔히 중심부의 준비 자세, 즉 중심부의 고정이라 하는데, 제2장 25페이지에서 설명했다. 중심부의 준비 자세는 복근을 사용하여 엉덩이와 허리의 자세를 조절해 잡는다. 이렇게 하는 최선의 방법은 이 장에서 소개하는 첫 번째 운동(할로우 홀드, hollow hold)의 시작 자세와 같이 등을 대고 눕는 것이다. 이 자세에서 복근을 수축시키면 엉덩이가 뒤로 밀려 허리를 바닥으로 밀게 된다. 반면 고관절 굴근을 수축시키면 엉덩이가 앞으로 밀려 허리를 위로 휘게 한다. 엉덩이를 앞뒤로 내미는 것에 익숙해지면 허리와 골반을 고정된 중립 자세로 유지하는 데 관심을 돌려야 한다. 이와 같은 중립 자세의 유지에 유용한 방법은 모든 복근을 코르셋으로 생각하고 이러한 방식으로 복근을 수축시키는 데 의식적으로 집중하는 것이다.

모든 복부 운동을 시작할 때에는 중심부의 준비 자세를 잡아야 하며, 운동을 수행하는 내내 이러한 자세의 유지를 염두에 두어야 한다. 중심부를 고정시키고 있지 않다는 가장 흔한 징후는 허리가 과도하게 위로 휘는 것이며, 지면을 향한 채 운동하고 있다면 허리가 과도하게 아래로 구부러지고 엉덩이가 천장 방향으로 올라가는 것이다. 어느 것이든 이와 같은 보상적 움직임은 체위의 유지에 복근 대신 더 강한 고관절 굴근(대퇴직근과 장요근)에 의존하고 있다는 징후이다.

할로우 홀드(Hollow Hold)

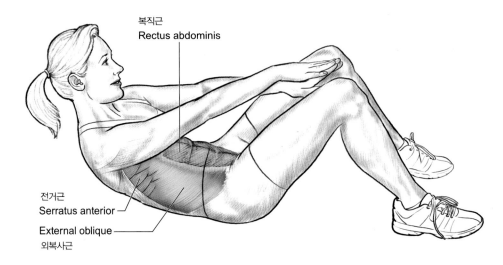

복직근
Rectus abdominis

전거근
Serratus anterior

External oblique
외복사근

운동

1. 바닥에 얼굴을 위로 향해 누워 팔을 몸의 양옆에 두고 무릎을 구부리며 발을 바닥에 댄다.
2. 코르셋처럼 복근을 조여 중심부의 준비 자세를 잡는다.
3. 어깨를 지면에서 15cm 들어 올리되 허리를 안정되고 고정된 자세로 유지하도록 한다.
4. 어깨를 들어 올리면서 양팔을 무릎 위로 뻗는다.
5. 이 자세를 60초 동안 또는 허리를 고정된 자세로 유지할 수 없을 때까지 유지한다.

관련근육

주동근육: 복직근(상부)

이차근육: 외복사근, 내복사근, 복횡근, 전거근

스위밍 포커스

이 운동은 복근을 사용해 올바른 테크닉을 위한 엉덩이의 자세를 잡고 허리를 안정시키는 방법을 배우는 데 좋은 운동이다. 시작 자세에서 당신은 복근을 수축 및 이완시켜 엉덩이를 앞뒤로 미는 움직임을 실험해볼 수 있다. 이와 같은 연습은 엉덩이의 자세를 잡기 위한 감(feel)을 얻는 데 도움이 된다. 이러한 감을 얻으면 운동에 적절한 자세가 언제 흐트러졌는지를 감지하도록 돕는다. 파트너가 있으면 허리 밑으로 손을 밀어 넣을 수 있는지 여부를 알려주도록 하여 당신의 자세를 모니터링할 수도 있다. 파트너가 허리 밑으로 손을 전부 밀어 넣을 수 있다면 당신은 적절한 자세를 잃은 것이다. 어깨를 지면에서 들어 올릴 때는 양팔과 무릎 위를 쳐다봐 복직근 상부 근육의 동원을 증가시킨다.

할로우 홀드 운동의 직접적인 효과는 중심부 근육의 강화이며, 이는 유선형 자세의 강화와 손상 위험의 감소로 이행된다. 복직근의 상부 근육을 타깃으로 함으로써 이 운동은 자유형과 배영의 플립턴에서 몸통 굴곡의 시작에 도움이 된다.

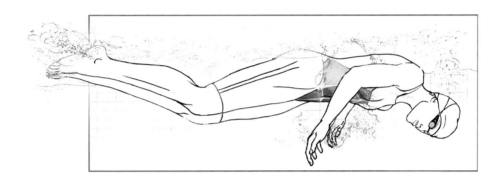

응용운동

피트 엘리베이티드 할로우 홀드(Hollow Hold With Feet Elevated)

양발을 들어 올려 다리를 운동에 포함시키면 앞의 운동은 현저히 더 어려워진다. 다시 말하지만 이 운동을 적절히 수행하는 비결은 허리와 지면 사이에 접촉을 유지하는 것이다.

와치 TV(Watch TV)

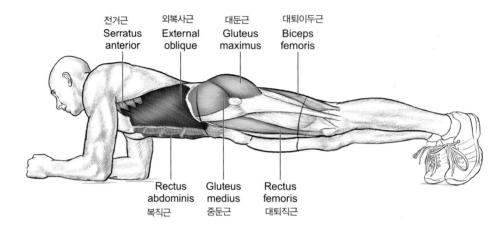

전거근
Serratus
anterior

외복사근
External
oblique

대둔근
Gluteus
maximus

대퇴이두근
Biceps
femoris

Rectus
abdominis
복직근

Gluteus
medius
중둔근

Rectus
femoris
대퇴직근

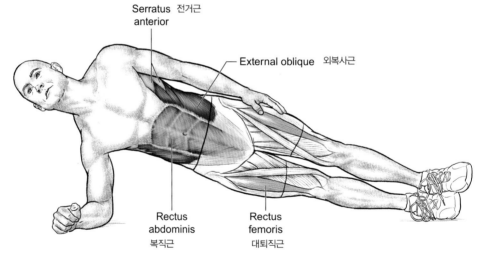

Serratus
anterior 전거근

External oblique 외복사근

Rectus
abdominis
복직근

Rectus
femoris
대퇴직근

운동

1. 얼굴을 아래로 향해 누워 발가락과 상완으로 체중을 지지한다.

2. 이러한 시작 자세를 15초 동안 유지한 후, 몸을 회전시켜 바닥과 직각을 이루도록 하고 한쪽 팔로 몸을 지지한다.

3. 이 자세를 15초 동안 유지한 다음, 몸을 다시 시작 자세로 회전시킨다.

4. 이번에는 몸을 반대 방향으로 회전시켜 바닥과 직각을 이루도록 한다. 이 자세를 15초 동안 유지한다.

관련근육

　　주동근육: 복직근, 외복사근, 내복사근, 복횡근

　　이차근육: 전거근, 대퇴직근, 대둔근, 중둔근, 대퇴이두근, 반건양근, 반막양근

스위밍 포커스

이 운동은 이전의 할로우 홀드에서 보다 어려운 운동으로 전환하려 하는데 운동의 주요 초점이 복근을 동원해 허리를 안정화하는 데 있을 경우에 좋은 운동이다. 다시 말하지만 이 운동을 할 때에는 엉덩이와 허리의 자세를 모니터링하는 것이 중요하다. 시작과 종료 자세에서 모두 몸은 발목에서 줄곧 머리끝까지 일직선을 유지해야 한다. 엉덩이가 처지기 시작하면 스위머에게 복근을 수축시키는 데 집중하라는 신호를 보내야 한다. 머리의 자세를 모니터링하는 것도 중요한데, 머리 자세는 허리의 자세에 간접적으로 영향을 미치기 때문이다. 머리가 나머지 신체 부위와 정렬되어 있지 않으면 적절한 체위를 유지하기가 훨씬 더 어렵다. 이 운동을 하는 데 보다 능숙해지면 점차 각각의 자세를 유지하는 시간을 늘려라. 목표는 30~45초 정도에 도달하는 것이다.

와치 TV 운동은 훌륭한 종합 운동으로 4가지 영법 모두에서 그리고 스타트와 턴 이후 유선형 자세를 취할 때 엉덩이와 허리의 적절한 자세를 유지하도록 복근을 동원하는 방법에 대해 가르쳐준다.

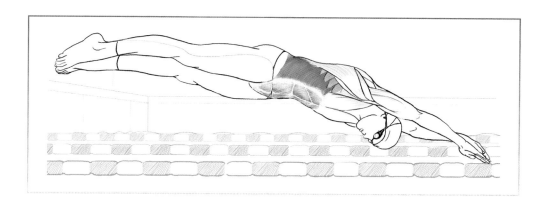

브이-업(V-Up)

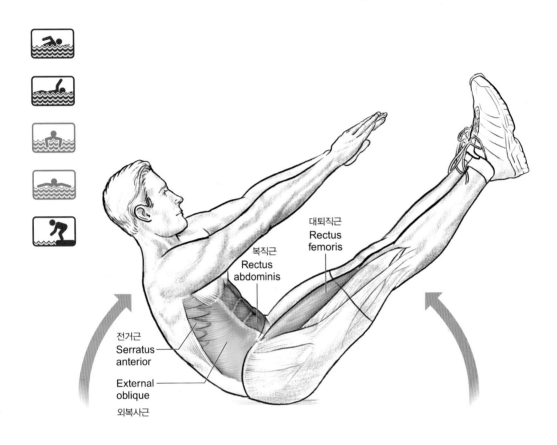

대퇴직근
Rectus
femoris

복직근
Rectus
abdominis

전거근
Serratus
anterior

External
oblique
외복사근

운동

1. 얼굴을 위로 향해 유선형 자세로 눕고 복근을 수축시켜 중심부를 안정화한다.

2. 동시에 팔을 앞으로 가져가면서 다리를 들어 올려 손이 발에 닿을 수 있게 한다.

3. 천천히 역으로 움직여 손과 발이 지면 바로 위에 올 때 멈춘다. 그런 다음 반복한다.

관련근육

주동근육: 복직근(상부와 하부)

이차근육: 외복사근, 내복사근, 복횡근, 전거근, 대퇴직근, 장요근

스위밍 포커스

이 운동은 복직근을 타깃으로 넓은 운동범위에 걸쳐 강화하므로 플립턴의 속도를 향상시키려 하는 자유형 또는 배영 스위머에게 유용한 운동이 된다. 또한 매번의 반복 후 타이트한 유선형 자세를 강조하므로 모든 영법에 유익하다. 움직임을 시작할 때 손을 위아래로 흔들어 탄력을 얻으려 하지 마라. 매번의 반복 후 3~4초 정도 손과 발을 지면 바로 위에 둔 채 유선형 자세를 유지하면 이 운동은 더 어려워질 수 있다.

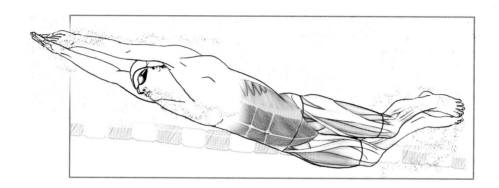

플러터킥(Flutter Kick)

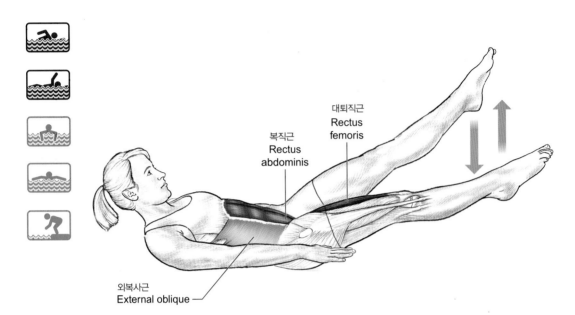

복직근
Rectus
abdominis

대퇴직근
Rectus
femoris

외복사근
External oblique

운동

1. 바닥에 등을 대고 누워 팔을 몸의 양옆에 두고 복근을 수축시켜 중심부의 준비 자세를 잡는다.

2. 지면에서 어깨를 10cm, 발을 30cm 정도 들어 올리되 허리를 중립 자세로 유지하도록 한다.

3. 이러한 자세를 유지하면서 60초 동안 또는 허리를 중립 자세에서 안정되게 유지할 수 없을 때까지 플러터킥을 한다.

관련근육

주동근육: 복직근(하부), 대퇴직근

이차근육: 외복사근, 내복사근, 복횡근, 장요근

스위밍 포커스

이 운동은 할로우 홀드를 익힌 후 전환하기에 좋은 운동이다. 할로우 홀드 운동처럼 허리를 안정되고 고정된 자세로 유지하는 데 주요 강조점을 두어야 한다. 허리가 휘기 시작하면 복근은 더 이상 허리를 안정되고 고정된 자세로 유지하지 못하며 고관절 굴근에 의해 압도당한다. 플러터킥 동작을 포함시켜 이 운동은 특히 자유형 및 배영 스위머에게 유용하다. 손에 의지해 상체를 감아 올린 자세로 유지하지 않도록 하려면 손을 지면에서 2.5cm 정도 뗀 채 이 운동을 하라.

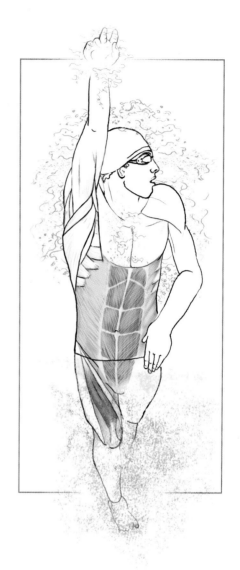

응용운동

스트림라인드 플러터킥(Streamlined Flutter Kick)

이 응용운동은 양팔을 머리 위로 올려 유선형 자세로 둔다. 이렇게 하면 운동의 난이도가 높아지고 스위머에게 보다 적합한 운동이 된다. 높아진 난이도 때문에, 중심부를 고정시키고 허리를 중립 자세로 유지하는 데 집중하도록 하라.

피지오볼 크런치(Physioball Crunch)

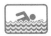

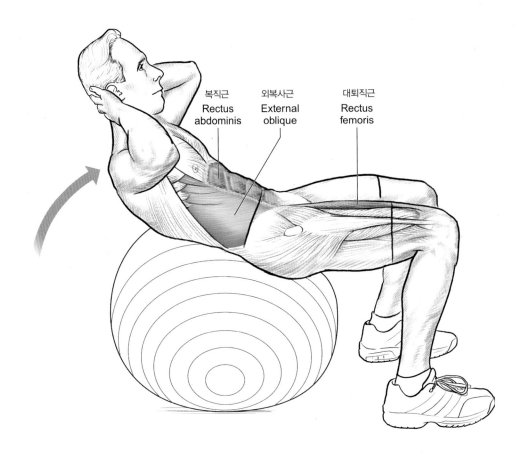

복직근
Rectus
abdominis

외복사근
External
oblique

대퇴직근
Rectus
femoris

운동

1. 등의 중간 부분을 피지오볼에 대고 누워 브리지 자세(bridge position)로 시작한다. 손가락을 마주 닿게 하되 머리 뒤에서 깍지 끼지는 않아야 한다.
2. 어깨를 천장 방향으로 올리고 가슴을 앞으로 내밀어 크런치 자세를 취한다.
3. 천천히 어깨를 다시 시작 자세로 내린다.

관련근육

주동근육: 복직근

이차근육: 외복사근, 내복사근, 복횡근, 대퇴직근

스위밍 포커스

등이 신전된 자세에서 움직임이 시작되기 때문에 이 운동은 이 장에서 소개하는 기타 어느 운동도 타깃으로 하지 않는 운동범위로 복직근을 강화한다. 이러한 특징으로 피지오볼 크런치는 평영과 접영 스위머에게 모두 유용한 운동이 되는데, 두 영법에서 파동 치는 몸놀림에 도움이 되기 때문이다.

피지오볼 크런치 운동을 할 때에는 머리 뒤에서 손가락을 느슨하게 하고 손으로 머리를 앞으로 당기지 않아야 한다. 아울러 피지오볼 위에서 몸의 자세를 운동 내내 일정하게 유지해야 한다. 엉덩이가 뒤로 밀리면 어깨가 올라가고 복근에 대한 구분훈련이 되지 못한다. 이를 방지하는 손쉬운 방법은 대퇴를 지면과 평행하게 하는 데 집중하는 것이다.

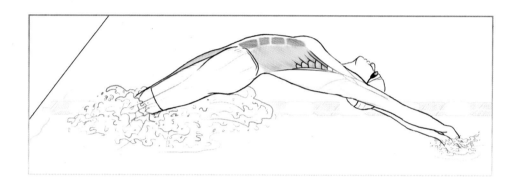

응용운동

트렁크 로테이션 피지오볼 크런치
(Physioball Crunch With Trunk Rotation)

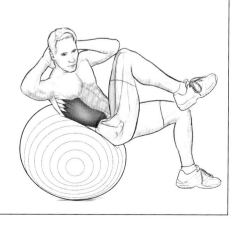

몸통비틀기 동작을 포함시키는 이 응용운동은 운동의 초점을 복직근에서 내복사근과 외복사근으로 돌린다. 이 운동은 자유형과 배영에서 팔의 움직임을 다리의 움직임과 연결시키는 데 유용하다.

케이블 크런치(Cable Crunch)

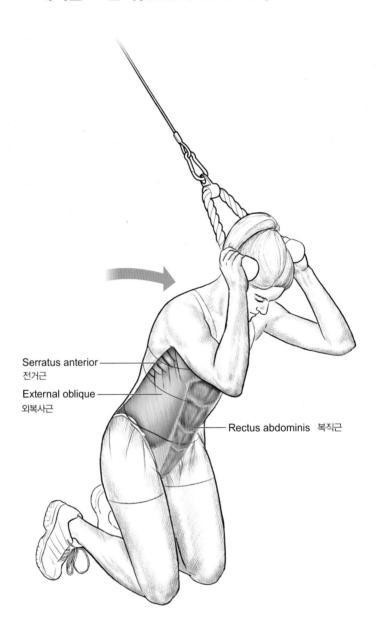

Serratus anterior
전거근

External oblique
외복사근

Rectus abdominis 복직근

운동

1. 풀리 머신의 앞 지면에 무릎을 꿇고 앉는다. 팔꿈치를 구부려 로프로 된 풀리 손잡이의 양끝을 머리 뒤로 잡는다.

2. 엉덩이를 고정시킨 채 허리를 구부리고 몸통을 감아 크런치 자세를 취한다.

3. 천천히 시작 자세로 되돌아간다.

관련근육

　　주동근육: 복직근

　　이차근육: 전거근, 내복사근, 외복사근, 복횡근

스위밍 포커스

풀리 머신을 이용하면 이 운동을 다양한 저항으로 할 수 있다. 그 결과 단순히 웨이트와 반복 횟수를 변경시킴으로써 운동의 초점을 지구력에서 근력으로 옮길 수 있다. 다양한 저항은 이 장에서 소개하는 대부분의 운동에 비해 이점을 제공하는데, 그러한 운동들은 주로 체중에 의존한다. 케이블 크런치 운동에서 동작은 플립턴에서 수행하는 동작과 흡사하나, 복근을 표적으로 하는 운동범위가 넓고 저항이 다양하기 때문에 이 운동은 4가지 영법에 다 유익하다.

케이블 크런치 운동을 할 때 최대의 효과를 얻기 위해서는 감는 동작을 강조해야 하는데, 몸통 상부로 시작하여 줄곧 아래로 허리까지 계속한다. 이 운동을 할 때에는 손을 사용해 아래쪽으로 당기려는 유혹을 떨쳐야 한다. 이렇게 하면 초점이 복근에서 벗어나고 목의 관절과 근육에 불필요한 스트레스를 주게 된다.

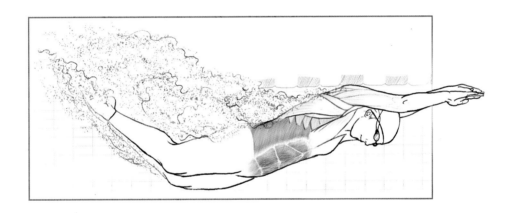

시티드 피지오볼 애브도미널 홀드
(Seated Physioball Abdominal Hold)

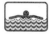

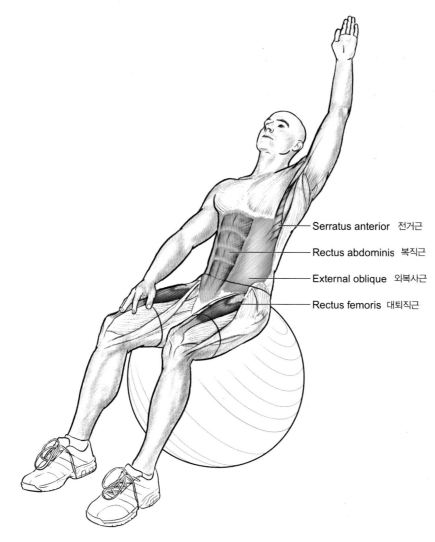

Serratus anterior 전거근

Rectus abdominis 복직근

External oblique 외복사근

Rectus femoris 대퇴직근

운동

1. 피지오볼 위에 똑바로 앉은 자세에서 복근을 고정시킨다.
2. 천천히 뒤로 기울여 몸통 상부가 바닥과 45도 각도를 이루도록 한다.
3. 한쪽 팔을 앞으로 들어 올려 유선형 자세가 되게 한다.
4. 팔을 내린 다음 반대쪽 팔로 반복한다.

관련근육

　　주동근육: 복직근, 대퇴직근, 장요근

　　이차근육: 전거근, 내복사근, 외복사근, 복횡근

스위밍 포커스

그림을 보면 이 운동이 중심부 안정근의 강화에 직접 기여해 배영에 유용할 수 있다는 점을 이해하기 쉽다. 배영에서 하는 움직임과 비슷한 몸통 회전을 추가할 경우에는 내복사근과 외복사근을 강조하게 된다. 양팔을 함께 움직이고 유선형 자세를 취하면 운동의 초점이 중심부 근육의 강화로 옮겨져 스타트와 턴에서 모두 유선형 자세의 유지에 도움이 된다.

이 운동을 할 때 주요 초점은 (1) 운동 내내 고정된 복부 자세를 유지하는 데 두어야 하고 (2) 팔과 몸통을 천천히 절제된 동작으로 움직이는 데 두어야 한다.

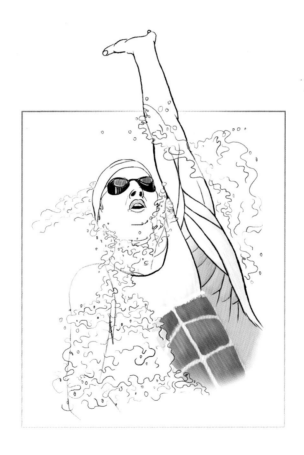

러시안 트위스트(Russian Twist)

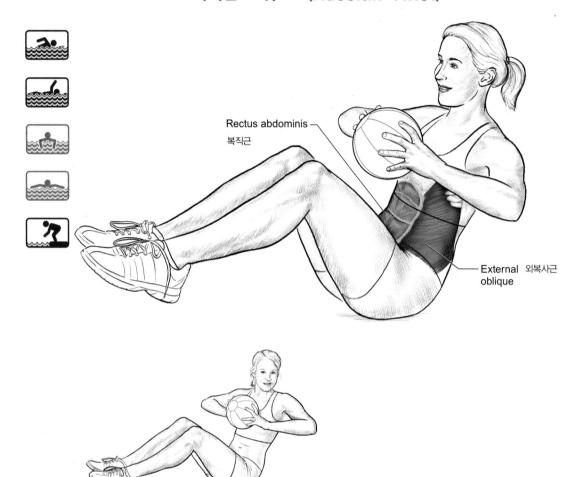

Rectus abdominis
복직근

External 외복사근
oblique

종료 자세

운동

1. 앉아 무릎을 굽힌 자세에서 복근을 수축시키고, 몸통을 뒤로 기울이며, 양발을 지면에서 10~15cm 정도 들어 올린다. 가슴에서 양손으로 메디신 볼을 잡는다.
2. 몸통으로만 움직여 한쪽으로 회전한다. 빨리 역으로 움직여 반대쪽으로 회전한다.
3. 정해진 반복 횟수를 완료할 때까지 계속한다.

관련근육

주동근육: 복직근, 외복사근, 내복사근

이차근육: 대요근

스위밍 포커스

이 운동의 주요 초점은 내복사근과 외복사근이며, 이들 근육은 자유형과 배영에서 팔과 다리의 움직임을 연결하는 데, 특히 신장된 자세에 있을 때 아주 중요하다. 몸통 상부를 회전시키는 움직임은 접영과 평영의 오픈턴에서 하는 것과 비슷하므로, 이 운동은 또한 턴을 완료하는 속도를 향상시키는 데 이용할 수 있다.

운동의 초점을 복근으로 유지하기 위해서는 메디신 볼을 가슴 가까이 잡아라. 볼을 가슴에서 떨어져 잡고 이를 지면에 대는 것을 강조하면 복근 대신 어깨 근육을 사용하는 보상적 움직임을 초래할 수 있다.

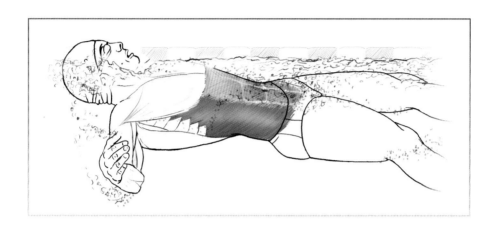

닐링 촙(Kneeling Chop)

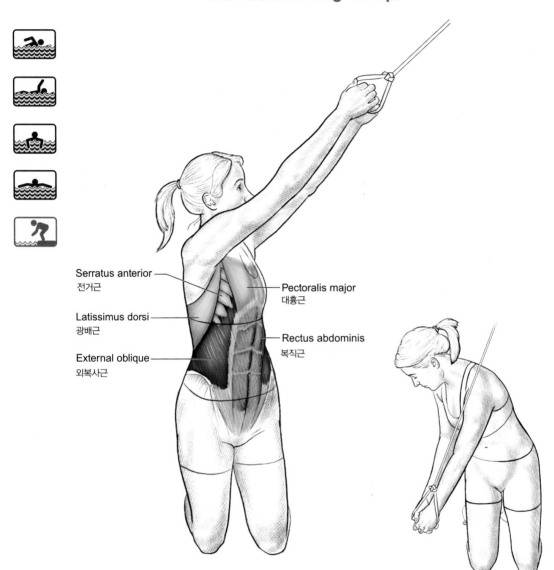

Serratus anterior
전거근

Pectoralis major
대흉근

Latissimus dorsi
광배근

Rectus abdominis
복직근

External oblique
외복사근

종료 자세

운동

1. 무릎을 꿇고 앉되 하이 풀리가 어깨 뒤에서 대각선으로 놓이도록 자리를 잡는다.

2. 팔을 위와 뒤로 뻗어 양손으로 손잡이를 잡는다.

3. 복근으로 움직임을 시작한다. 양팔은 몸통의 연장물(extension) 역할을 해야 한다.

4. 아치를 그리며 움직여 손잡이를 아래로 반대쪽 무릎을 향해 내린다.

5. 역으로 움직여 시작 자세로 되돌아간다.

관련근육

    주동근육: 복직근, 외복사근, 내복사근

    이차근육: 전거근, 광배근, 대흉근

스위밍 포커스

이 운동은 팔과 몸통이 신장되고 신전된 자세에서 시작되기 때문에 스위머가 4가지 영법의 풀 단계 초반부에서 스트로크에 대한 자신감과 근력을 기르는 데 도움이 된다. 닐링 촙 운동의 또 다른 핵심은 수행하는 동작이 광배근과 대흉근을 동원한다는 점이며, 이는 두 근육의 활성화를 관련 복근의 활성화와 연계시키도록 돕는다. 이렇게 근육 활성화의 협동이 이루어지면 스위머가 팔의 움직임으로 더 많은 파워를 생성하는 데 도움이 되는데, 그러한 움직임을 중심부와 연결하기 때문이다.

닐링 촙 운동을 할 때에는 머리가 손의 움직임을 따라가야 한다. 이렇게 하면 팔의 움직임이 몸통의 움직임과 연결되고 복근을 타깃으로 하게 된다. 이렇게 하지 않으면 움직임이 몸통 대신 주로 팔로 이루어져 운동의 효과가 대부분 사라질 위험이 있다.

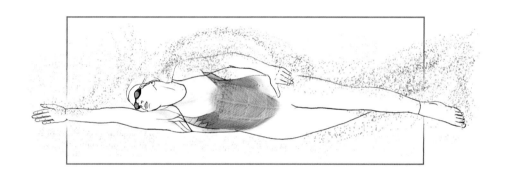

피지오볼 프레이어 롤(Physioball Prayer Roll)

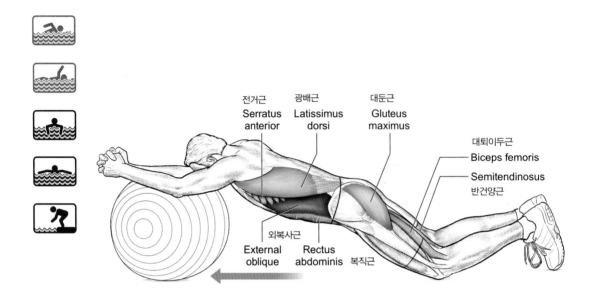

전거근
Serratus
anterior

광배근
Latissimus
dorsi

대둔근
Gluteus
maximus

대퇴이두근
Biceps femoris

Semitendinosus
반건양근

외복사근
External
oblique

Rectus
abdominis

복직근

운동

1. 바닥에 무릎을 대고 엎드려 피지오볼 위에서 전완으로 상체를 지지한다. 하체는 무릎과 발가락으로 지지한다.
2. 복근을 고정시켜 척추를 중립 자세로 안정화한다.
3. 볼을 천천히 앞으로 굴려 팔이 볼과 함께 움직이고 무릎이 쭉 펴지도록 한다.
4. 종료 자세에서 잠시 멈춘 다음 시작 자세로 되돌아간다.

관련근육

주동근육: 복직근, 외복사근, 내복사근, 복횡근
이차근육: 광배근, 전거근, 대둔근, 대퇴이두근, 반건양근, 반막양근

스위밍 포커스

이 중심부 강화 운동은 특히 평영에 유용한데, 풀 단계의 시작에서 몸이 신장된 자세에 있을 때 스위머가 자신감을 기르는 데 도움이 될 수 있다. 아울러 이 운동은 평영과 접영에서 파동 치는 몸놀림을 강화하도록 복근을 단련시킨다.

이 운동에서 최대의 효과를 얻기 위해서는 운동 내내 척추를 중립 자세로 안정화해야 한다. 엉덩이가 처지고 등이 휘는 것은 이러한 제어를 상실하였다는 징후이다. 이 운동의 난이도는 시작 자세에서 전완을 피지오볼 위의 어디에 두느냐에 따라 달라진다. 손과 전완의 시작 자세가 볼 위에서 더 낮고 바닥에 보다 가까우면 볼을 몸에서 더 멀리 굴려야 하기 때문에 운동이 보다 어려워진다.

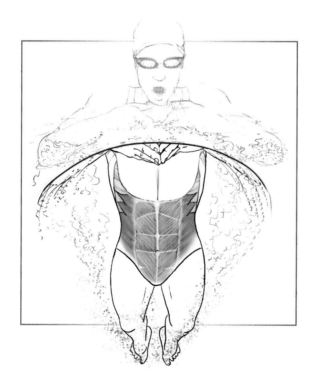

피지오볼 어퍼-트렁크 로테이션
(Physioball Upper-Trunk Rotation)

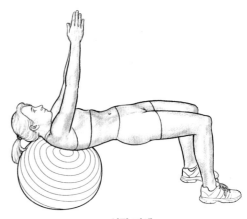

시작 자세

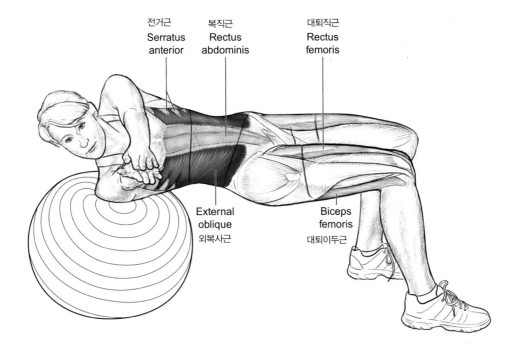

전거근
Serratus
anterior

복직근
Rectus
abdominis

대퇴직근
Rectus
femoris

External
oblique
외복사근

Biceps
femoris
대퇴이두근

운동

1. 피지오볼 위에 앉아 몸을 아래로 밀어 브리지 자세를 취하고 볼 위에서 목과 어깨의 균형을 잡는다. 양팔은 천장
   을 가리키게 한다.

2. 엉덩이를 쭉 펴고 척추를 중립 자세에 둔 채 상체를 한쪽으로 회전시킨다.

3. 잠깐 멈춘 다음 상체를 반대쪽으로 회전시킨다.

관련근육

　　주동근육: 외복사근, 내복사근, 복횡근

　　이차근육: 전거근, 복직근, 대퇴직근, 대둔근, 대퇴이두근, 반건양근, 반막양근

스위밍 포커스

이 운동의 회전 움직임은 복사근의 강화에 유용해 자유형과 배영에서 다리와 팔의 연결을 강화하는 데 도움이 된다. 또한 이 운동은 엉덩이 자세의 자각과 제어를 향상시켜 배영에서 엉덩이를 들어 올린 자세를 유지하기 곤란한 스위머에게 도움이 될 수 있다.

이 운동에서 회전 움직임의 정도는 엉덩이를 쭉 펴는 능력에 달려 있는데, 이는 엉덩이 자세를 더 이상 제어할 수 없을 때까지 어깨를 회전시켜야 한다는 의미이다. 막 운동 방법을 배우기 시작한 경우나 중심부 근육이 약한 사람이라면 회전 움직임을 작게 하고 우선 브리지 자세를 60초 동안 유지하는 데 집중하는 것이 가장 좋은 접근법이다. 운동에 능숙해지면 상체의 회전 움직임을 키우고 정해진 횟수를 반복하는 방향으로 초점을 옮길 수 있다.

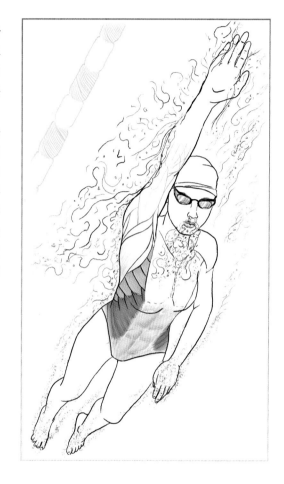

피지오볼 잭나이프(Physioball Jackknife)

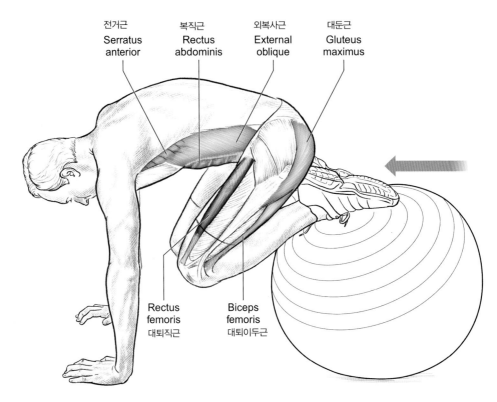

전거근
Serratus
anterior

복직근
Rectus
abdominis

외복사근
External
oblique

대둔근
Gluteus
maximus

Rectus
femoris
대퇴직근

Biceps
femoris
대퇴이두근

운동

1. 피지오볼을 양발 아래에 위치시킨 다음, 양손을 내밀어 시작 자세를 취한다.
2. 시작 자세에서는 몸을 발목과 다리에서 머리끝까지 일직선으로 유지하는 데 집중한다.
3. 복근으로 몸통을 감아올리는 동작을 시작해 무릎을 가슴까지 당긴다.
4. 종료 자세에서 잠시 멈춘 다음 다리를 역으로 움직인다.

관련근육

주동근육: 복직근, 대퇴직근, 장요근

이차근육: 전거근, 외복사근, 내복사근, 대둔근, 대퇴이두근, 반건양근, 반막양근

스위밍 포커스

단순히 이 운동의 시작 자세를 취하는 것만도 많은 스위머에게 도전이 된다. 초기에는 몸을 발에서 머리끝까지 일직선으로 60초 동안 유지하는 데 강조점을 두어야 한다. 이러한 자세를 유지하는 근력을 기르면 물에서 타이트한 유선형 자세를 유지하는 능력이 크게 향상된다. 고관절을 굴곡시켜 몸통을 감아올리는 동작을 포함시킴으로써 이 운동의 초점은 일반적인 안정화 운동에서 복직근과 고관절 굴근(대퇴직근과 장요근)을 타깃으로 하는 운동으로 전환된다. 이렇게 근육들이 함께 강화되므로 이 운동은 중심부 근육과 고관절 굴근 간의 관계를 강화하며, 이는 평영과 접영에서 엉덩이의 파동 치는 움직임을 향상시킨다.

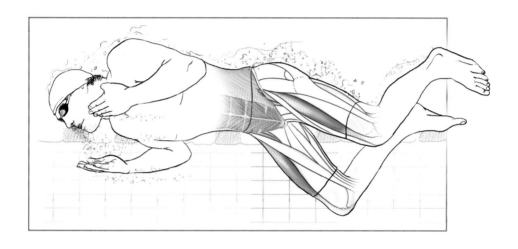

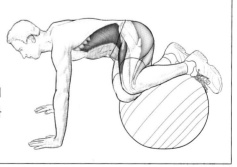

응용운동

트위스트 피지오볼 잭나이프
(Physioball Jackknife With Twist)

비틀기 동작을 추가하면 초점이 복직근에서 내복사근과 외복사근으로 전환된다. 이러한 변형은 운동의 효과를 넓혀 자유형과 배영 스위머에게 유용하다.

CHAPTER 6

등 BACK

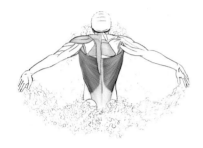

광배근과 척추기립근이 이 장에서 소개하는 운동의 주요 타깃이다(그림 6-1). 상완골 추진근인 광배근은 상체의 주요 근육으로, 스위머가 물을 가르고 나아가게 하는 힘의 대부분을 생성한다. 광배근은 견갑대(제3장) 및 팔 근육(제2장)과 함께 작용하여 힘을 손과 전완으로 전달하고, 이에 따라 스위머는 매 스트로크를 통해 물을 헤치고 나아갈 수 있다. 그 이름이 의미하듯이 척추기립근은 척추의 신전을 담당하며, 이는 몸의 기립을 유지하고 수영에서는 적절한 수평 체위를 유지한다.

광배근은 삼각형 모양의 납작한 근육으로 하흉부 추골, 흉요근막과 후장골능(관골[hip bone]의 후방부)에서 기시한다. 제5장에서 말하였듯이 몇몇 중심부 근육도 흉요근막에 붙어 있으므로, 역동적으로 광배근을 중심부 안정근에 연결시킨다. 삼각형의 밑변을 이루는 기시부에서 멀어질수록 광배근은 점점 가늘어져 삼각형의 꼭지점에서 건을 형성하고 이는 상완골에 부착된다. 이렇게 상완골에 붙어 있어 광배근이 수축하면 어깨에서 신전, 내전과 내회전이 일어난다. 신전은 손과 팔을 앞으로 올린 자세에서 아래로 내리거나 팔이 이미 몸의 측면이 있다면 손을 몸 뒤로 뻗는 동작이다(육상경기의 계주에서 주자가 팔을 뒤로 뻗어 바통을 잡는다고 생각하라). 내전은 팔을 머리 위로 올린 자세에서 몸의 측면으로 내리는 동작으로, 거수 도약(jumping jack, 차렷 자세에서 뛰면서 발을 벌리고 머리 위에서 양손을 마주쳤다가 다시 시작 자세로 되돌아가는 동작)을 하는 경우와 같다. 내회전은 손을 안쪽으로 몸의 정중선을 향해 회전시키는 동작이다. 이 장에서 소개하는 운동의 설명을 읽어가다 보면 흔히 여러 근육이 광배근의 활성화와 함께 활성화된다는 점을 알게 된다. 하부 및 중간 승모근

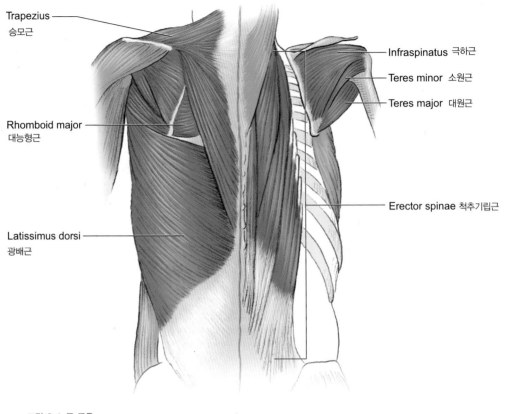

Trapezius
승모근

Infraspinatus 극하근

Teres minor 소원근

Teres major 대원근

Rhomboid major
대능형근

Erector spinae 척추기립근

Latissimus dorsi
광배근

그림 6-1. 등 근육

과 대능형근 및 소능형근은 종종 견갑골의 후인을 도움으로써 보조한다. 대원근은 견관절 신전을 도우며, 상완이두근과 상완근은 주관절을 굴곡시킨다.

척추기립근은 척추를 따라 수직으로 주행하는 3개의 근육으로 구성되어 있다. 장늑근 (iliocostalis)은 바깥쪽을 형성하고, 최장근(longissimus)은 중간을 이루며, 극근(spinalis) 은 안쪽을 형성한다. 세 근육은 후장골능, 후천골과 요추의 일부에 걸친 부위에서 공통으로 기원한다. 상부 부착 부위는 근육에 따라 다르다. 척추기립근이 척추의 양쪽에서 함께 수축 하면 몸통이 신전된다. 척추의 한쪽 근육만 수축하면 수축하는 근육 쪽으로 측방 굴곡과 몸 통 회전이 일어난다. 대둔근과 햄스트링 근육군(대퇴이두근, 반건양근과 반막양근)은 흔히 척추기립근과 함께 활성화되는데, 이들 근육은 엉덩이를 신전시키고 엉덩이 신전은 흔히 척추의 신전과 함께 일어나는 동작이기 때문이다. 이들의 해부구조는 제7장에서 설명한다.

　대흉근과 광배근은 둘 다 상완골 추진근으로 정의되고 함께 스위머가 물을 가르고 나아가게 하는 상지 추진력의 대부분을 생성하지만, 둘 중에서도 광배근이 주동근육이다. 자유형, 접영과 평영에서 광배근은 풀 단계의 추진 부분에 들어갈 때 입수 후 곧바로 기여하기 시작한다. 배영에서는 광배근의 활성화에 지연이 발생하지 않는다. 4가지 영법에서 모두 광배근은 추진 단계의 동원 시점에서부터 되돌리기 단계에 들어갈 때까지 활성화된 상태를 유지한다. 접영에서 광배근은 되돌리기 단계의 시작에 기여한다. 주로 광배근을 타깃으로 하는 모든 운동에서는 종료 자세에서 견갑골을 모아 조이는 데 추가로 강조점을 두어야 한다. 이렇게 하면 견갑골을 안정화하는 근육의 동원을 증가시켜 운동의 효과를 더욱 증진시킨다.

　척추기립근은 물에서 수평으로 적절한 몸의 정렬을 유지하는 데 매우 중요하며, 특히 배영에서 그렇다. 스위머가 물에서 타이트한 유선형 자세를 유지하는 데 어려움이 있거나 배영을 하면서 엉덩이가 처질 때는 언제나 약한 곳으로 가장 의심되는 부위들 가운데 하나가 척추기립근이다. 척추기립근은 수중 돌핀킥, 접영과 평영에서 파동 치면서 몸을 움직일 때 척추를 신전시킨다. 또한 척추기립근은 4가지 영법의 스타트 동작에서도 중요한 역할을 한다. 스타트를 할 때 이 근육은 몸을 유선형 자세로 만드는 주동근육의 하나이다. 배영 스타트에서 척추기립근이 수축하면 아치를 이루는 동작이 나와 스위머가 벽을 차고 신속히 입수할 수 있다.

친업(Chin-Up)

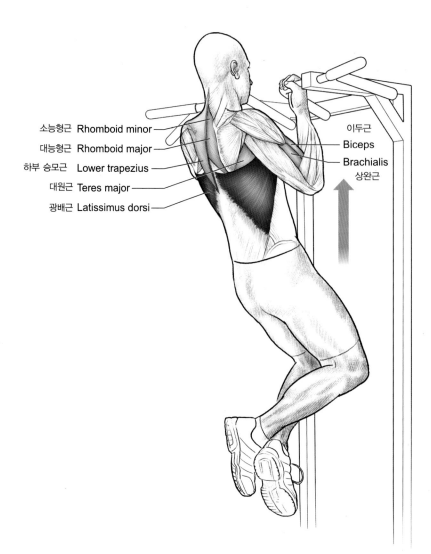

소능형근 Rhomboid minor
대능형근 Rhomboid major
하부 승모근 Lower trapezius
대원근 Teres major
광배근 Latissimus dorsi

이두근 Biceps
Brachialis
상완근

운동

1. 언더핸드 그립으로 바를 잡되 손바닥이 몸을 향하도록 한다. 양손은 어깨너비보다 약간 더 넓게 벌려야 한다. 양 무릎을 굽힌 자세로 유지하고 한 발을 다른 발 위로 교차시킨다.

2. 매달린 자세에서 몸을 위쪽으로 당기면서 가슴을 바(bar)로 가져가는 것에 집중한다.

3. 다 움직였으면 잠시 멈춘 다음 천천히 매달린 자세로 몸을 내린다.

관련근육

주동근육: 광배근

이차근육: 상완이두근, 상완근, 하부 승모근, 대능형근, 소능형근, 대원근

스위밍 포커스

친업 운동은 친업 또는 풀업 바를 이용할 수 있는 곳이라면 어디서든 할 수 있기 때문에 지상 훈련 프로그램에 추가하면 아주 좋다. 손의 그립 자세로 볼 때 풀업에 비해 친업은 팔꿈치 굴근(상완이두근과 상완근)을 강조한다. 광배근과 팔꿈치 굴근을 모두 타깃으로 함으로써 이 운동은 영법의 풀 단계를 강화시켜 모든 스위머에게 유익하다. 친업은 일반적으로 대부분의 스위머에게 힘든 운동이기 때문에 강인한 정신을 기르는 데 유용하다. 목표 횟수만큼 반복하는 것이 버거우면 파트너가 양발을 지지하여 보조할 수도 있다.

운동 중 몸을 천천히 절제된 동작으로 움직이도록 하라. 갑자기 움직이거나 다리를 흔들어서는 안 된다.

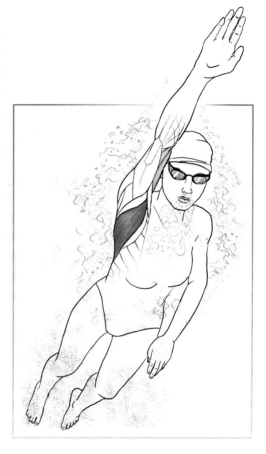

 안전수칙: 시작 자세로 되돌아갈 때에는 몸을 절제된 동작으로 내려 어깨에 추가로 스트레스를 주지 않아야 하는데, 이러한 스트레스는 몸을 빨리 내리면 일어날 수 있다. 아울러 시작 자세에서 오래 매달려 있지 않아야 하는데, 이렇게 하는 것도 어깨에 추가로 스트레스를 주기 때문이다.

풀업(Pull-Up)

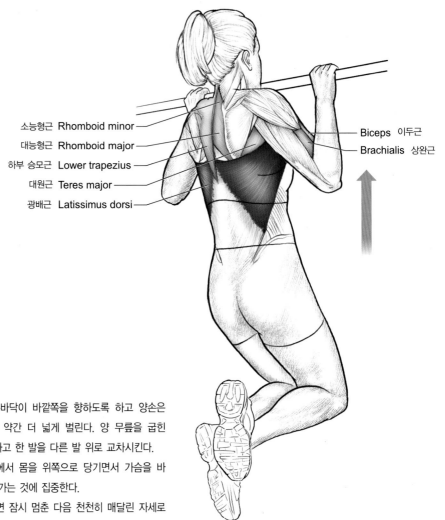

소능형근 Rhomboid minor
대능형근 Rhomboid major
하부 승모근 Lower trapezius
대원근 Teres major
광배근 Latissimus dorsi

Biceps 이두근
Brachialis 상완근

운동

1. 바를 잡되 손바닥이 바깥쪽을 향하도록 하고 양손은
   어깨너비보다 약간 더 넓게 벌린다. 양 무릎을 굽힌
   자세로 유지하고 한 발을 다른 발 위로 교차시킨다.
2. 매달린 자세에서 몸을 위쪽으로 당기면서 가슴을 바
   (bar)로 가져가는 것에 집중한다.
3. 다 움직였으면 잠시 멈춘 다음 천천히 매달린 자세로
   몸을 내린다.

관련근육

주동근육: 광배근
이차근육: 하부 승모근, 대능형근, 소능형근, 대원근, 상완이두근, 상완근

 안전수칙: 시작 자세로 되돌아갈 때에는 몸을 절제된 동작으로 내려 어깨에 추가로 스트레스를 주지 않아
야 하는데, 이러한 스트레스는 몸을 빨리 내리면 일어날 수 있다. 아울러 시작 자세에서 오래 매달려 있
지 않아야 하는데, 이렇게 하는 것도 어깨에 추가로 스트레스를 주기 때문이다.

스위밍 포커스

친업처럼 풀업 운동도 거의 어디서든 할 수 있기 때문에 지상 훈련 프로그램에 추가하면 좋다. 손의 그립 자세가 친업의 경우와는 반대이므로(손바닥이 몸을 향하는 대신 몸 반대쪽을 향함) 팔꿈치 굴근을 덜 강조하게 되나, 4가지 영법에서 사용되는 손의 자세와 보다 비슷하다. 이 운동은 양팔을 머리 위로 신장시킨 자세에서 광배근을 타깃으로 해 풀 단계의 초반부를 담당하는 근육을 강화한다. 풀업 운동은 본질상 어려워 강인한 정신을 길러준다. 목표 횟수만큼 반복하는 것이 버거우면 파트너가 양발을 지지하여 보조할 수도 있다.

움직이기 시작할 때 몸을 갑자기 움직이거나 다리를 흔들어서는 안 된다.

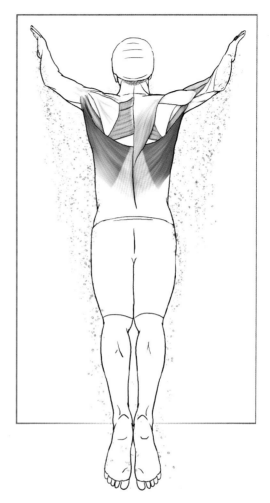

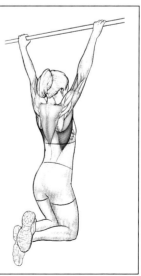

응용운동

와이드-그립 풀업(Wide-Grip Pull-Up)

양손을 더 넓게 벌려 바를 잡으면 풀 단계에서 중간 부분의 근력을 기르려고 하는 평영 및 접영 스위머에게 보다 유리한 운동이 된다.

랫 풀다운(Lat Pull-Down)

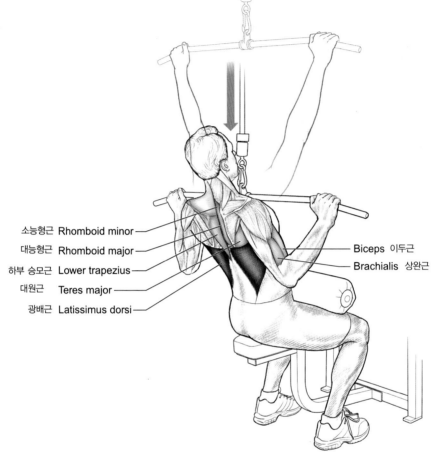

소능형근 Rhomboid minor
대능형근 Rhomboid major
하부 승모근 Lower trapezius
대원근 Teres major
광배근 Latissimus dorsi

Biceps 이두근
Brachialis 상완근

운동

1. 머신에 앉아 오버핸드 그립으로 바를 잡는다. 양손은 어깨너비보다 15~20cm 정도 더 넓게 벌린다.
2. 바를 가슴 상부로 잡아당기면서 등이 약간 아치를 이루게 한다.
3. 광배근을 수축시키고 견갑골을 모아 조이는 데 집중한다.
4. 천천히 시작 자세로 되돌아간다.

관련근육

주동근육: 광배근

이차근육: 하부 승모근, 대능형근, 소능형근, 대원근, 상완이두근, 상완근

스위밍 포커스

랫 풀다운은 광배근을 타깃으로 하는 좋은 종합 운동으로 4가지 영법의 풀 단계에 유익하다. 몸의 움직임이 풀업 운동의 경우와 비슷하지만, 랫 풀다운 운동은 저항이 다양할 수 있고 체중에 의존하지 않는다는 장점이 있다. 이 운동을 할 때는 팔꿈치를 높이 유지하는 데 집중해 풀 단계의 캐치 자세와 흡사하게 해야 한다. 바를 가슴으로 잡아당길 때 등이 약간 아치를 이루게 해도 좋지만, 몸을 뒤로 기울여 광배근 대신 체중을 이용해 웨이트를 잡아당겨서는 안 된다.

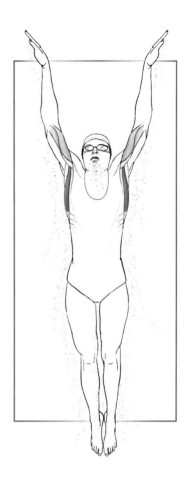

 안전수칙: 운동을 그림으로 설명한 대로 하라. 보다 전통적인 랫 풀다운 운동에서는 바를 머리 뒤로 목의 맨 밑으로 당기는데, 이렇게 하면 견관절에 추가로 스트레스를 준다.

응용운동

싱글-암 랫 풀다운(Single-Arm Lat Pull-Down)

앞의 운동을 한쪽 팔로 하면 몸통을 회전시키는 움직임이 추가되어 수영에서 하는 움직임과 보다 흡사해진다. 또한 한쪽 팔로 하는 구분훈련은 견갑골 후인을 보다 강조하게 된다.

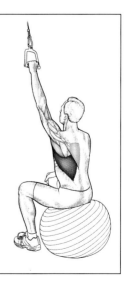

스탠딩 스트레이트-암 풀다운
(Standing Straight-Arm Pull-Down)

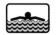

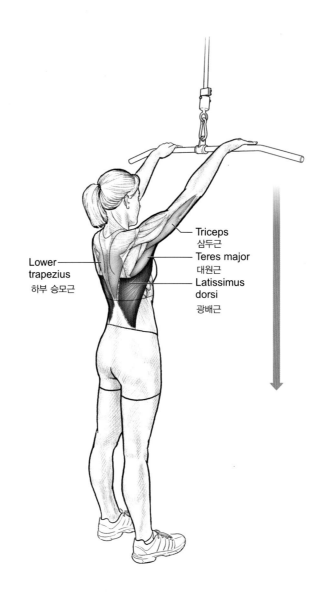

Triceps
삼두근

Teres major
대원근

Lower
trapezius
하부 승모근

Latissimus
dorsi
광배근

운동

1. 풀리 머신을 향해 선다. 오버핸드 그립으로 양손을 어깨너비보다 약간 더 넓게 위치시킨다.

2. 팔꿈치를 30도로 굽힌 채 바를 대퇴로 아치를 그리며 당긴다.

3. 바를 대퇴에서 2.5cm 거리 이내로 가져온 다음 천천히 시작 자세로 되돌아간다.

관련근육

　　주동근육: 광배근, 대흉근

　　이차근육: 하부 승모근, 대원근, 상완삼두근

스위밍 포커스

랫 풀다운과 비슷하게 스탠딩 스트레이트-암 풀다운 운동은 스위머에게 유익한데, 운동의 시작이 머리 위로 신장된 자세에서 광배근을 타깃으로 하므로 풀 단계의 초반부를 강화하기 때문이다. 이 운동에서 추가로 얻을 수 있는 이점은 친업, 풀업과 랫 풀다운에서보다 팔의 운동범위가 훨씬 더 크다는 것이다. 풀 동작 전체에 걸쳐 근육을 강화하도록 도움으로써 이 운동은 수영의 요구에 보다 부합한다.

스탠딩 스트레이트-암 풀다운 운동에서 광배근을 구분하여 훈련시키는 비결은 운동 내내 팔꿈치를 고정된 자세로 그리고 높이 유지하는 것이다. 운동 중 팔꿈치 자세를 변화시키면 운동의 부하가 광배근에서 상완삼두근으로 전환된다. 몸통을 고정시키는 것도 중요하다. 몸통을 위아래로 까닥거려서는 안 된다.

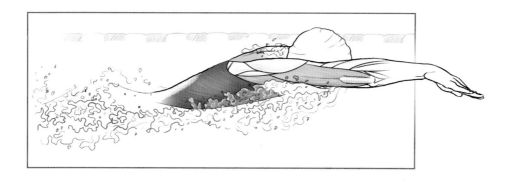

더블-암 시티드 머신 로우
(Double-Arm Seated Machine Row)

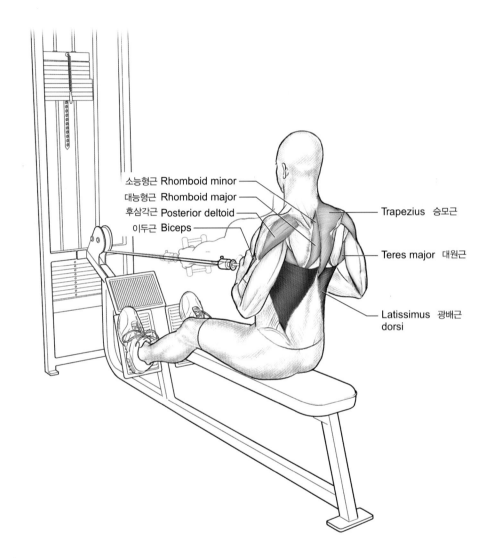

소능형근 Rhomboid minor
대능형근 Rhomboid major
후삼각근 Posterior deltoid
이두근 Biceps

Trapezius 승모근

Teres major 대원근

Latissimus 광배근
dorsi

운동

1. 풀리 머신을 향해 벤치에 앉는다. 손바닥이 마주보도록 풀리 손잡이를 잡는다.

2. 등을 바닥과 수직으로 편 채 손잡이를 가슴 하부 방향으로 당긴다.

3. 견갑골을 모아 조이고 종료 자세로 잠시 멈춘다.

4. 천천히 웨이트를 내려 시작 자세로 되돌아간다.

관련근육

　　주동근육: 광배근

　　이차근육: 승모근, 대능형근, 소능형근, 대원근, 후삼각근, 상완이두근

스위밍 포커스

이 운동은 광배근의 근력을 기른다. 특히 평영에서 손을 몸의 정중선으로 모으는 때인 풀 동작 후반부의 근력을 기르고자 하는 스위머에게 유익할 수 있다. 아울러 이 운동은 이차근육, 특히 견갑골 후인근(scapular retractor)을 타깃으로 함으로써 접영에서 효율적인 되돌리기 단계에 중요한 견갑골 후인은 물론 평영 풀 단계의 마지막 부분에서 일어나는 견갑골 후인도 향상시킨다. 또한 견갑골 안정근이 강화되어 견갑골의 안정화를 돕고, 이는 견갑대 전체에 강한 지지기반이 된다.

운동 중 사용하는 웨이트를 변경시키면 강조점이 다른 근육으로 전환된다. 가벼운 웨이트로 바꾸면 견갑골 후인의 정도가 커져 대능형근, 소능형근과 승모근에 더 초점을 두게 된다. 반면 웨이트를 올리면 광배근에 보다 부하를 가하는 대신 견갑골 후인의 정도는 준다는 대가가 따른다. 견갑대와 팔의 근육을 구분하여 훈련시키기 위해서는 운동을 하면서 몸통을 뒤로 기울이지 않아야 한다.

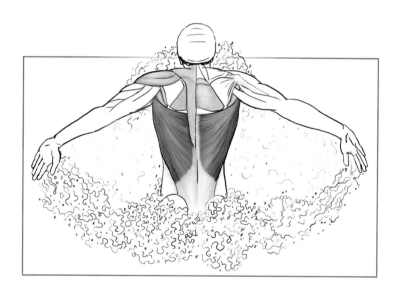

벤트오버 싱글-암 로우(Bent-Over Single-Arm Row)

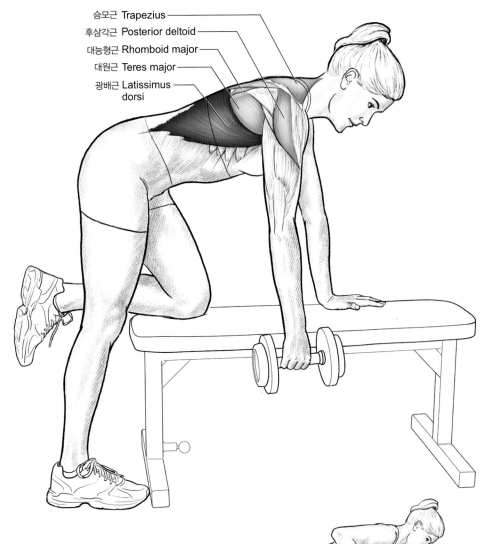

승모근 Trapezius
후삼각근 Posterior deltoid
대능형근 Rhomboid major
대원근 Teres major
광배근 Latissimus dorsi

운동

1. 한 손으로 덤벨을 들고 벤치 위에서 다른 쪽 손과 무릎으로 상체를 지지한다.
2. 척추를 곧게 편 채 덤벨을 위쪽으로 몸통을 향해 당긴다.
3. 팔꿈치를 가능한 한 높이 올리고 견갑골을 뒤로 조인다.
4. 천천히 덤벨을 시작 자세로 내린다.

종료 자세

관련근육

    주동근육: 광배근

    이차근육: 승모근, 대능형근, 소능형근, 대원근, 후삼각근, 상완이두근, 상완근

스위밍 포커스

시티드 로우와 비슷하게 이 운동은 평영에서 풀 동작의 후반부를 강화하고자 하는 스위머에게 유용하다. 아울러 이 운동은 스위머라면 누구나 광배근의 근력을 기르는 데 이용할 수 있는 일반적인 강화 운동이다.

가벼운 덤벨로 이 운동을 할 때에는 견갑골 후인근에 보다 강조점을 두게 된다. 덤벨이 무거워지면 초점이 광배근으로 전환된다. 이 운동에서는 머리 자세가 중요하다. 수영에서와 마찬가지로, 위쪽을 쳐다보면 엉덩이가 처지고 허리가 휘는 반면 발쪽으로 내려다보면 어깨가 앞으로 밀린다. 올바른 자세를 유지하기 위해서는 상체를 지지하는 손과 일직선을 이루는 바닥의 지점을 응시하라. 허리를 보호하기 위해서는 운동을 하면서 중심부 근육을 고정시켜라. 이렇게 하면 상체의 지나친 회전을 막는 데 도움이 된다.

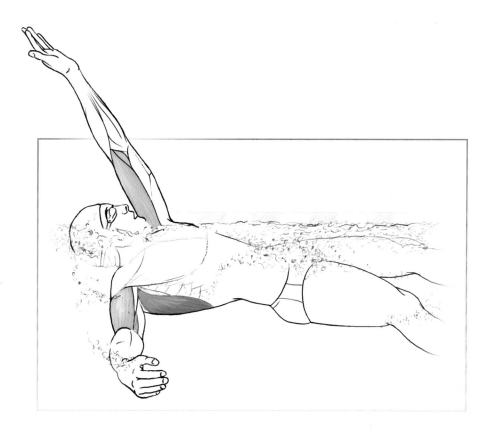

스탠딩 제우스(Standing Zeus)

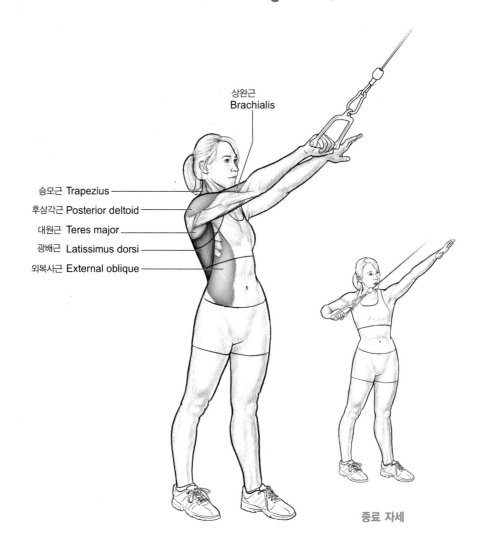

상완근
Brachialis

승모근 Trapezius

후삼각근 Posterior deltoid

대원근 Teres major

광배근 Latissimus dorsi

외복사근 External oblique

종료 자세

운동

1. 풀리 옆에 선다. 양손이 위쪽으로 풀리를 가리키게 하고 한 손으로만 등자 손잡이(stirrup handle)를 잡는다.
2. 한 손을 고정시킨 채 손잡이를 가슴 상부 방향으로 당기면서 동시에 가슴을 뒤로 회전시킨다.
3. 종료 자세에서 견갑골을 뒤로 조이는 것을 강조한다.
4. 시작 자세로 되돌아간다.

관련근육

　　주동근육: 광배근

　　이차근육: 승모근, 대능형근, 소능형근, 대원근, 후삼각근, 상완이두근, 상완근, 외복사근, 내복사근

스위밍 포커스

이 운동은 견갑대와 팔의 움직임을 몸통의 움직임과 연결하며, 그러한 과정에서 광배근의 동원을 내복사근 및 외복사근과 연결한다. 이는 다시 자유형과 배영에서 팔과 다리 사이의 연결을 강화한다.

중심부 몸통 근육과 광배근 간의 연결을 강조하기 위해서는 제5장 서론에서 설명한 대로 중심부의 준비 자세를 잡는 데 집중해야 한다. 아울러 이 운동을 할 때는 운동 내내 팔꿈치를 높이 유지하는 데 집중해야 한다.

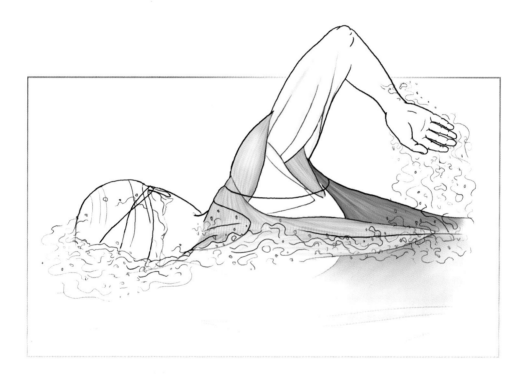

럼바 익스텐션(Lumbar Extension)

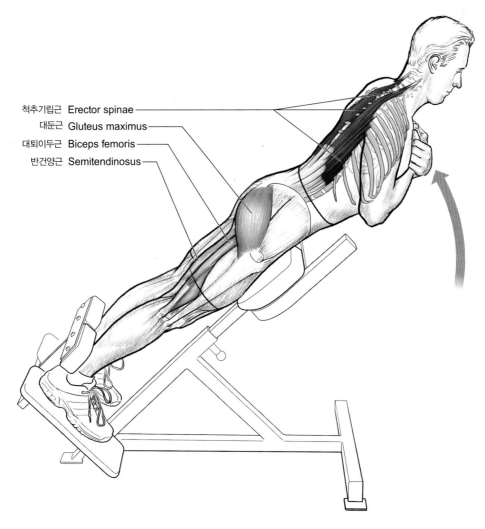

척추기립근 Erector spinae
대둔근 Gluteus maximus
대퇴이두근 Biceps femoris
반건양근 Semitendinosus

운동

1. 인클라인 럼바 익스텐션 머신에서 얼굴을 아래로 향해 엎드려 지지패드를 엉덩이 바로 아래에 위치시키고 발목을 고정시킨다.
2. 상체를 늘어트린 자세에서 몸통을 올려 다리와 상체가 일직선이 되도록 한다.
3. 천천히 상체를 내려 늘어트린 자세로 되돌아간다.

관련근육

주동근육: 척추기립근

이차근육: 대둔근, 대퇴이두근, 반건양근, 반막양근

스위밍 포커스

이 운동은 4가지 영법의 수영을 할 때 가해지는 여러 가지 부하에 유익하도록 주동근육과 이차근육을 단련시킨다. 접영과 평영에서는 물을 헤치고 나아가는 움직임에 필수적인 파동 치는 몸놀림을 강화한다. 또한 럼바 익스텐션 운동은 수중 돌핀킥의 강화에 도움이 된다. 아울러 이 운동은 스위머가 스타트 이후 유선형 자세로 몸을 신전시키도록 돕거나 배영의 경우에는 스위머가 벽을 차고 입수하도록 도와 스타트를 향상시킬 수 있다.

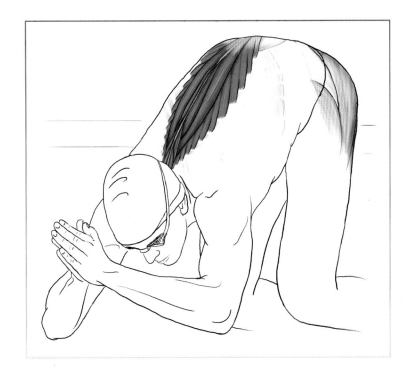

 안전수칙: 이 운동을 할 때 접영이나 평영의 되돌리기 단계에서 하는 정도와 맞먹는 약간의 과신전은 허용할 수 있으나, 그 이상은 손상 위험을 최소화하기 위해 삼가야 한다.

응용운동

럼바 익스텐션과 로테이션(Lumbar Extension With Rotation)

럼바 익스텐션 운동의 종료 자세에 회전 동작을 추가하면 자유형과 배영에서 몸통이 겪는 장축 회전과 비슷하게 된다. 회전 동작을 추가하는 과정에서 등의 과신전을 방지하도록 조심하라.

피지오볼 백 익스텐션(Physioball Back Extension)

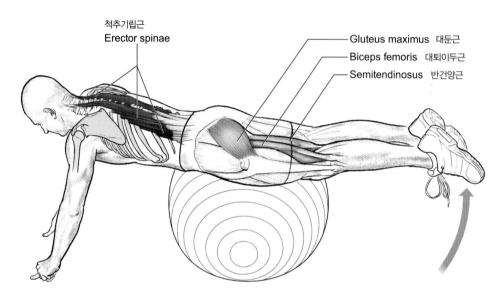

척추기립근
Erector spinae

Gluteus maximus 대둔근
Biceps femoris 대퇴이두근
Semitendinosus 반건양근

운동

1. 피지오볼을 엉덩이 아래에 두고 얼굴을 아래로 향해 눕는다. 양손을 지면에 대 상체를 안정시킨다. 다리는 쭉 펴야 하고 발가락만 지면에 닿게 한다.
2. 발뒤꿈치와 어깨를 위쪽으로 들어 올리되, 목을 신전시키지 않도록 유의한다.
3. 다 움직였으면 잠시 멈추고 손가락 끝만 사용해 균형을 잡는다.
4. 천천히 시작 자세로 되돌아간다.

관련근육

　　주동근육: 척추기립근

　　이차근육: 대둔근, 대퇴이두근, 반건양근, 반막양근

스위밍 포커스

이 운동에서 수행하는 동작은 접영, 평영과 수중 돌핀킥에서 파동 치며 몸을 움직이는 것과 흡사하다. 이 운동은 럼바 익스텐션 운동과 동일한 근육을 동원하지만, 운동범위가 보다 제한적이어서 스타트를 향상시키는 효과는 적다. 이 운동을 할 때는 머리와 경추를 나머지 척추 부위와 일직선으로 유지하는 것이 중요한데, 그래야 흉추와 요추의 적절한 자세를 유지할 수 있다.

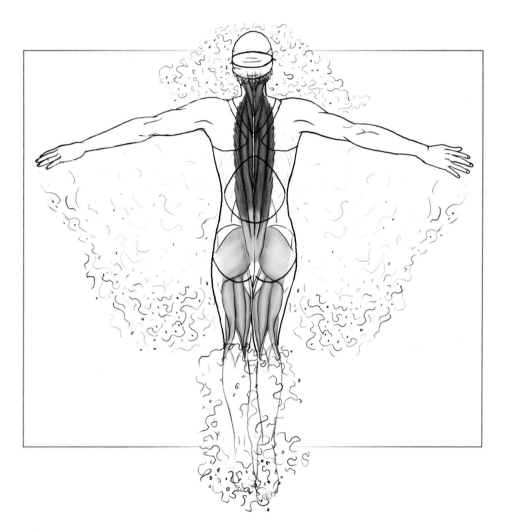

 안전수칙: 이 운동을 할 때 접영이나 평영의 되돌리기 단계에서 하는 정도와 맞먹는 약간의 과신전은 허용할 수 있으나, 그 이상은 손상 위험을 최소화하기 위해 삼가야 한다.

피지오볼 프로운 슈퍼맨 프로그레션
(Physioball Prone Superman Progression)

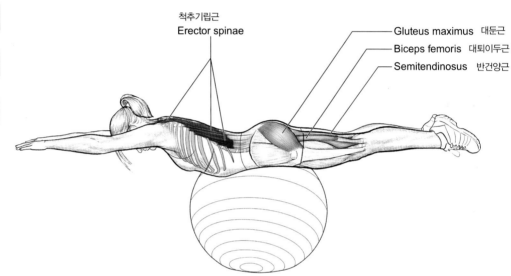

척추기립근
Erector spinae

Gluteus maximus 대둔근
Biceps femoris 대퇴이두근
Semitendinosus 반건양근

운동

1. 피지오볼을 엉덩이 아래에 두고 얼굴을 아래로 향해 눕는다.
2. 발뒤꿈치와 어깨를 위쪽으로 들어 올리되, 목을 신전시키지 않도록 유의한다.
3. 한쪽 팔을 유선형 자세로 움직이고 다른 쪽 팔을 사용해 균형을 잡는다.
4. 두 번째 팔을 유선형 자세로 움직인다.
5. 이러한 체위를 타이트하게 2~4초 동안 유지한다.
6. 역으로 움직인다.

관련근육

주동근육: 척추기립근

이차근육: 대둔근, 대퇴이두근, 반건양근, 반막양근

스위밍 포커스

이는 간단한 운동처럼 보이지만 수행하기가 어려운데, 꼭 근력에 의존하는 것이 아니라 피지오볼 위에서 균형을 잡으면서 동시에 몸의 유선형 자세를 유지해야 하는 과제에 대해 역동적으로 반응하는 능력에 의존하기 때문이다. 먼저 앞서 설명한 피지오볼 백 익스텐션 운동에 익숙해지면 균형이 향상될 수 있다. 완전한 유선형 자세를 취하기 위해서는 우선 한 번에 한쪽 팔로 유선형 자세를 취하면서 다른 쪽 손으로 균형을 잡아라. 이 운동은 빨리 몸의 자세를 잡으려 하기보다는 먼저 다리의 자세를 잡는 데 집중한 다음 천천히 팔의 자세를 잡으면 하기가 더 쉽다. 피지오볼의 바람을 약간 빼도 운동을 하기가 더 쉬워진다.

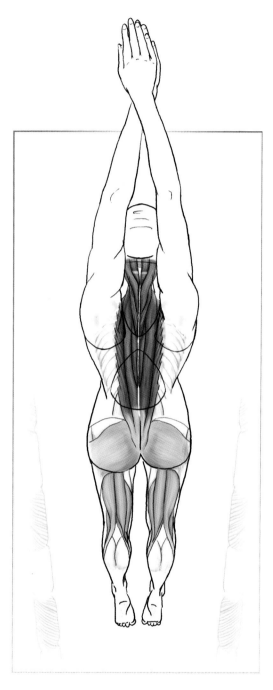

피지오볼 프로운 스트림라인(Physioball Prone Streamline)

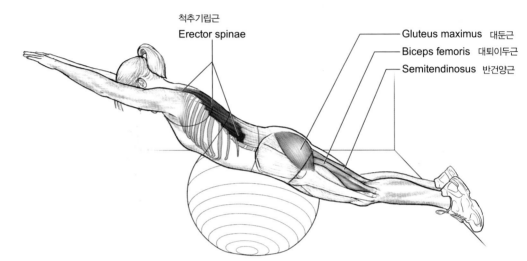

척추기립근
Erector spinae

Gluteus maximus 대둔근
Biceps femoris 대퇴이두근
Semitendinosus 반건양근

운동

1. 피지오볼을 배 밑에 두고 엎드린다. 양발을 벽에 대어 지지한다.
2. 다리로 밀면서 볼을 앞으로 굴려 몸이 발뒤꿈치에서 머리끝까지 일직선이 되도록 한다.
3. 몸을 앞으로 신전시키면서 양팔을 머리 위로 올려 유선형 자세를 취한다.
4. 천천히 시작 자세로 되돌아간다.

관련근육

주동근육: 척추기립근

이차근육: 대둔근, 대퇴이두근, 반건양근, 반막양근

스위밍 포커스

이 운동의 목표는 유선형 자세를 유지하는 근력과 자신감을 기르는 것이다. 장점은 물에서와 달리 지상에서는 스위머가 유선형 자세를 유지하면서 피드백을 직접 제공받을 수 있다는 것이다.

팔의 움직임을 시작하기에 좋은 곳은 중간 위치로, 유선형 자세에서처럼 머리 위로 올리는 대신 몸의 양옆을 따라 두는 것이다. 중간에서 최종 위치로의 전환은 한 번에 한쪽 팔을 뻗어 진행시킬 수 있다. 이 운동의 난이도는 피지오볼의 위치를 변경시켜 다양화할 수 있다. 볼을 발에 더 가까이 위치시키면 운동의 난이도가 올라가며, 머리로 더 가까이 이동시키면 운동이 보다 쉬워진다.

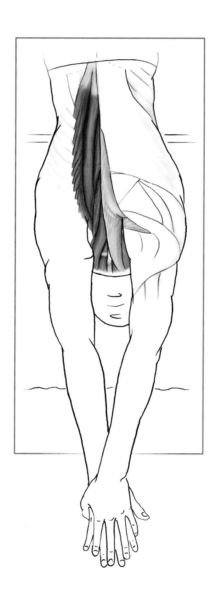

피지오볼 브리지(Physioball Bridge)

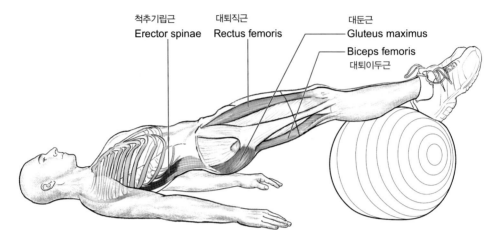

척추기립근
Erector spinae

대퇴직근
Rectus femoris

대둔근
Gluteus maximus

Biceps femoris
대퇴이두근

운동

1. 등을 대고 누워 피지오볼을 종아리 밑에 둔다.
2. 중심부 근육을 수축시키고 엉덩이를 천장 방향으로 들어 올린다.
3. 몸을 발목에서 어깨까지 일직선으로 유지한다.
4. 천천히 몸을 다시 시작 자세로 내린다.

관련근육

주동근육: 척추기립근
이차근육: 대둔근, 대퇴직근, 대퇴이두근, 반건양근, 반막양근

스위밍 포커스

피지오볼 브리지는 둔근과 햄스트링의 활성화를 중심부와 연결시키는 훌륭한 운동이다. 이 운동을 할 때는 몸이 위쪽으로 향하지만, 접영, 평영과 돌핀킥에서 파동 치는 몸놀림에 기여하는 근육이 강화된다.

엉덩이를 지면에서 올리기 전에 제5장에서 설명한 대로 중심부의 준비 자세를 잡아라. 이렇게 하면 운동이 앞의 주동근육과 이차근육을 구분하여 훈련시키고 허리 손상을 방지한다. 이 운동의 난이도는 볼 위에서 발의 위치를 변경시켜 다양화할 수 있다. 볼과의 접촉이 줄어들수록 운동은 어려워진다. 발뒤꿈치만이 볼의 꼭대기에서 접촉하고 있을 경우에 난이도가 가장 높다. 피지오볼 브리지는 제7장에서 설명하는 피지오볼 햄스트링 컬 운동의 토대가 된다.

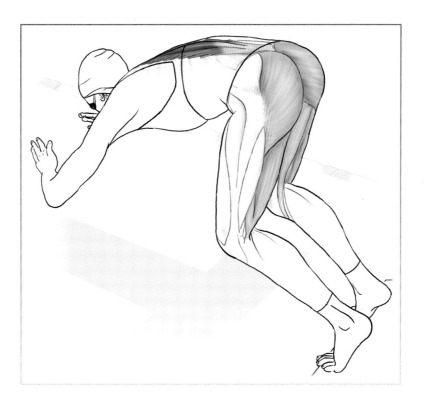

 안전수칙: 이 운동을 할 때에는 어깨가 계속 지면과 닿아 있도록 해야 한다. 머리나 목에서 압박을 느끼지 않아야 한다.

응용운동

싱글-레그 피지오볼 브리지
(Single-Leg Physioball Bridge)

난이도가 더 높은 이 응용운동은 브리지 운동을 하면서 엉덩이를 잘 제어할 수 있을
때 시작해야 한다. 궁극적인 목표는 엉덩이를 브리지 자세로 유지하고,
한쪽 다리를 5초 동안 들어 올리며, 다리를 다시 볼로 내리고,
반대쪽 다리를 5초 동안 들어 올린 다음, 이러한 교대를
60초 동안 계속하는 것이다.

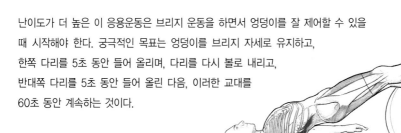

CHAPTER 7

다리 LEGS

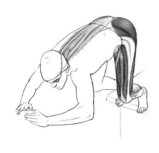

강한 다리는 스위머로서 당신의 진정한 잠재력에 도달하는 데 중요한 요소이다. 다리는 강력하고 효율적인 킥에 기반이 될 뿐만 아니라 스타트와 턴 이후 몸을 추진하는 데 핵심적인 역할을 한다. 또한 다리는 운동 사슬의 한 분절로서 스트로크 역학의 균형을 잡고 타이트한 유선형 자세에 기여하는데, 이러한 역할은 흔히 간과된다.

다리는 고관절, 슬관절, 족관절 등 3대 관절로 이루어진다. 5개의 뼈가 이러한 3대 관절을 형성한다. 골반은 양쪽 다리와 몸통을 연결하는 역할을 한다. 대퇴부는 대퇴골(femur)이란 하나의 긴뼈로 이루어진다. 하퇴부에는 경골(tibia)과 비골(fibula)이 있다. 거골(talus)은 발목과 하퇴를 연결하는 역할을 한다. 고관절은 골반의 소켓인 비구(acetabulum)와 볼처럼 생긴 대퇴골두(femoral head)로 형성된다. 슬관절은 대퇴골과 경골을 이어주는 부위이며, 족관절은 경골 및 비골의 하부 말단과 거골의 상부로 이루어진다.

볼-소켓관절(ball-and-socket joint)인 고관절은 넓은 범위로 움직일 수 있고 이러한 움직임은 3가지 짝이 되는 동작들로 설명된다. 굴곡은 마치 다리를 들어 올려 계단을 올라가듯이 대퇴를 위쪽으로 천장을 향해 들어 올리는 동작이다. 신전은 대퇴를 뒤로 움직이는 동작이다. 외전은 다리를 몸의 정중선에서 멀리 측면으로 움직이는 동작이며, 내전은 다리를 다시 몸의 정중선을 향해 움직이는 동작이다. 내회전은 몸의 정중선으로 양쪽 발의 엄지발가락이 서로 닿게 하는 동작이다. 외회전은 반대로 양쪽 발뒤꿈치의 뒤쪽 끝이 서로 닿게 하는 동작이다.

경첩관절(hinge joint)인 슬관절에서는 2가지 주요 움직임이 일어난다. 굴곡은 발뒤꿈치를 둔부로 당기는 동작이며, 신전은 굴곡 자세에서 무릎을 쭉 펴는 동작이다. 족관절은 4가지 움직임을 보인다. 타이트한 유선형 자세에서 하듯이 발가락을 뾰족하게 내미는 동작은 족저굴곡(plantarflexion)이다. 발가락을 지면에서 정강이를 향해 들어 올리는 동작은 족배굴곡(dorsiflexion)이라 한다. 발목을 안쪽으로 밀어 발바닥이 몸의 정중선을 향하도록 하는 동작은 내번(inversion)이다. 반면 외번(eversion)은 평영 킥을 시작하기 전에 하듯이 발을 바깥쪽으로 회전시키는 동작이다.

다리의 근육은 고관절 및 슬관절에 작용하는 것들과 족관절에 작용하는 것들로 분류할 수 있다. 대퇴와 엉덩이 근육은 다시 전방, 내측, 둔부 및 후방 근육군으로 분류할 수 있다.

전방 근육군에는 7개의 근육이 있다. 장요근은 심부 근육으로 요추의 전면과 골반의 내측에서 기시하여 고관절을 지나 대퇴골의 근위부에 부착된다(그림 7-1). 장요근이 일으키는 주요 움직임은 고관절 굴곡이다. 인체에서 가장 큰 근육군인 대퇴사두근(quadriceps femoris)은 서로 구분되는 4개의 근육으로 나뉘고 각각의 근육은 기시 부위에 따라 이름이 붙여진다. 대퇴직근은 고관절과 슬관절을 모두 지나는 유일한 근육으로 골반의 전방에서 기

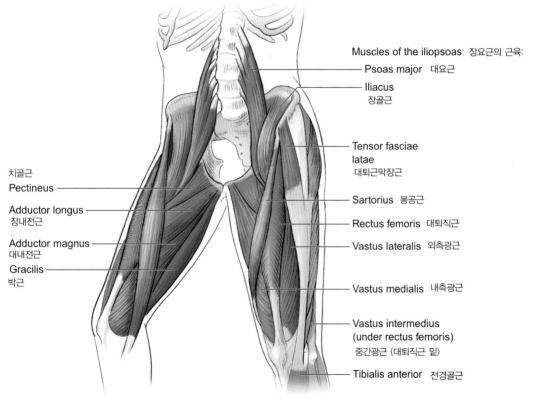

Muscles of the iliopsoas: 장요근의 근육:
Psoas major   대요근
Iliacus
장골근

Tensor fasciae latae
대퇴근막장근

Sartorius   봉공근
Rectus femoris   대퇴직근
Vastus lateralis   외측광근

Vastus medialis   내측광근

Vastus intermedius (under rectus femoris)
중간광근 (대퇴직근 밑)

Tibialis anterior   전경골근

치골근
Pectineus

Adductor longus
장내전근

Adductor magnus
대내전근
Gracilis
박근

그림 7-1. 다리 앞쪽의 근육

시한다. 외측광근과 내측광근은 각각 대퇴골의 외측과 내측에서 기시하며, 중간광근은 중간에 있다. 네 근육은 모두 무릎을 지나면서 합쳐져 슬개건(patellar tendon)을 형성해 경골의 전면에 부착되고 슬관절을 신전시키는 기능을 한다. 대퇴직근은 고관절도 지나기 때문에 고관절을 굴곡시키는 기능도 한다. 대퇴근막장근(tensor fasciae latae, TFL)은 골반의 전방에서 내려와 장경인대(iliotibial band, IT)와 합쳐진다. 장경인대는 근막조직으로 된 두터운 인대로 외측 대퇴를 따라 내려가 슬관절 바로 밑 경골의 외측에 부착된다. 대퇴근막장근의 주요 작용은 고관절 굴곡, 외전과 내회전이다. 전방 근육군의 마지막 근육은 긴 띠 모양의 봉공근이며, 골반의 전방에서 경골의 내측으로 비스듬히 내려간다. 이 근육의 주요 작용은 고관절 굴곡, 외전과 외회전이다.

내측 근육군은 내전근 및 이 근육과 인접한 2개의 근육으로 나눌 수 있다. 내전근은 대내전근, 장내전근, 단내전근 등 3개의 근육으로 이루어지며, 이들은 모두 몸의 정중선에 가까운 골반 하부에서 기시하여 대퇴골의 내측에 부착된다. 그 이름이 의미하듯이 내전근의 주

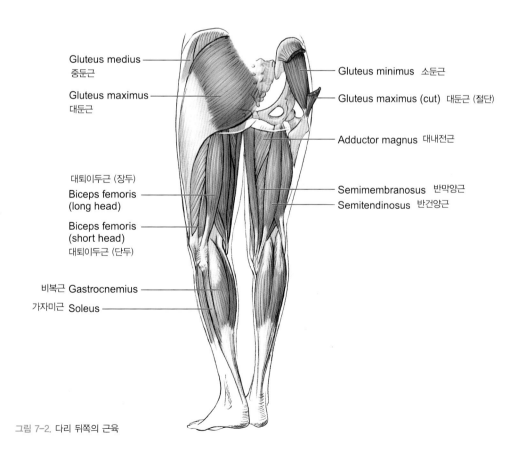

그림 7-2. 다리 뒤쪽의 근육

요 기능은 고관절 내전이다. 내전근 바로 위에는 치골근이 있는데, 이 근육도 몸의 정중선에 가까운 골반 하부에서 기시하여 대퇴골의 내측을 따라 부착된다. 내전근을 보조하는 외에 치골근은 고관절을 굴곡시키기도 한다. 가장 안쪽 및 아래에는 박근이 있다. 이 근육은 내측 근육군의 기타 근육들과 기시부가 동일하나, 무릎을 지나 슬관절 바로 밑 경골의 내측에 부착된다. 고관절을 내전시키는 외에 박근은 슬관절을 굴곡시키는 이차근육으로도 작용한다.

　둔부 근육군에는 3개의 둔근과 6개의 심부 회전근이 있다. 둔근들 중 가장 크고 가장 천층에 있는 대둔근은 골반의 후반부와 천골의 일부에서 기시한다. 그런 다음 고관절을 지나 장경인대와 합쳐지고, 아울러 대퇴골의 작은 부분에도 부착된다. 대둔근의 주요 작용은 고관절의 신전이다. 또한 이 근육은 엉덩이의 기타 근육을 보조하여 고관절의 외회전도 돕는다. 중둔근과 소둔근은 모두 대둔근 밑 심부에 있고 골반의 외측부에서 기시한다. 두 근육은 고관절을 지나 대퇴골 상부의 큰 돌기인 대전자(greater trochanter)에 부착된다. 이들 근육은 고관절의 외전과 내회전을 담당한다. 심부 회전근은 이상근(piriformis), 상쌍자근(gemellus superior), 하쌍자근(gemellus inferior), 외폐쇄근(obturator externus), 내폐쇄근(obturator internus), 대퇴방형근(quadratus femoris) 등 6개 근육으로 이루어지며, 이들 근육은 협력하여 고관절의 외회전을 담당하고 어깨의 회전근개처럼 고관절을 안정화한다.

　후방 근육군은 햄스트링이고 3개의 근육으로 되어 있다. 대퇴이두근은 그 이름이 의미하듯이 2갈래가 있는데, 장두는 골반의 좌골결절(ischial tuberosity)에서 기시하고 단두는 대퇴골의 하부 후방에서 기시한다. 장두와 단두는 합쳐져 건을 형성하여 비골두에 부착된다. 나머지 두 근육은 반건양근과 반막양근으로 역시 좌골결절에서 기시하나, 슬관절의 내측을 따라 내려가 경골의 상부 내측면에 부착된다. 세 근육은 공동으로 고관절을 신전시키고 슬관절을 굴곡시킨다.

　하퇴부 근육은 족관절에 대한 작용에 따라 구분할 수 있다. 비복근과 가자미근은 족저굴곡을 담당하는 주동근육이고 공히 아킬레스건을 통해 종골(calcaneus)에 부착된다. 경골에서 붙어 있는 부위에 따라 이름이 붙여진 전경골근(tibialis anterior)과 후경골근(tibialis posterior)은 발을 안쪽으로 접어지게 하는 내번을 담당한다. 족관절의 외측면에는 비골근육군으로서 제3비골근(fibularis tertius), 단비골근(fibularis brevis)과 장비골근(fibularis longus)이 위치하고 있는데, 이들 근육은 비골에서 기시하고 발을 바깥쪽으로 접어지게 하는 외번이 주요 기능이다.

설명의 편의상, 자유형과 배영에서 플러터킥을 할 때 근육이 동원되는 패턴은 실제로 동일하기 때문에 함께 설명한다. 플러터킥의 추진 부분은 몸통과 중심부 안정화 근육이 다리가 힘을 생성하는 기반으로 작용하는 상태에서 시작된다. 실제의 킥 동작은 엉덩이를 작게 신전시켜 시작한다. 이렇게 신전된 자세에서 장요근과 대퇴직근이 활성화되어 고관절 굴곡이 시작된다. 또한 대퇴직근은 슬관절에도 작용하므로 슬관절 신전이 시작되고 곧 나머지 대퇴사두근이 합류해 킥에서 생성되는 힘의 증가를 돕는다. 이들 근육은 킥의 추진 단계 내내 활성화된 상태를 유지한다. 족관절에서는 전경골근과 후경골근이 함께 작용해 발을 약간 내번된 자세로 유지하고 비복근과 가자미근이 수축해 발의 족저굴곡을 일으킨다. 되돌리기 단계에서 고관절의 신전은 햄스트링과 대둔근이 유도한다.

플러터킥과 달리 접영과 돌핀킥에서는 몸통이 킥을 위한 기반 역할을 할 뿐만 아니라 킥의 일부분이 된다. 킥은 몸통의 파동 치는 몸놀림으로 시작되며, 다리에서 짝을 이루는 움직임이 플러터킥의 동작과 동일한 방식으로 뒤따른다. 다리의 짝을 이루는 움직임에서 하나의 차이점은 엉덩이와 무릎에서 일어나는 굴곡과 신전의 정도가 더 크다는 것이다. 몸통의 파동 치는 움직임은 복근과 척추기립근이 수축해 유도되나, 다리의 움직임을 유도하는 근육은 플러터킥의 경우와 동일하다.

평영 킥의 추진 단계는 양발을 20~25cm 정도 벌리고 무릎과 엉덩이를 구부린 상태에서 시작된다. 이 자세에서 대퇴근막장근, 중둔근과 소둔근이 고관절의 내회전과 외전을 일으키고, 이에 따라 양쪽 다리는 더 벌어진다. 양쪽 발목이 벌어지기 시작하면서 대퇴이두근이 수축해 하퇴의 외측부를 당기며, 이에 따라 하퇴는 외회전을 하고 발목은 더 벌어진다. 동시에 비골근육군이 수축해 발을 외번시킨다. 이러한 움직임이 합쳐져 다리는 윕킥(whip kick, 평영에서 발을 채찍질하듯 휘둘러 차는 킥)을 시작할 수 있는 자세가 된다. 이 자세에서 대둔근이 강하게 수축해 고관절을 신전시키고, 대퇴사두근은 슬관절을 신전시키는 기능을 하며, 내전근(대내전근, 장내전근, 단내전근, 치골근과 박근)은 강력하게 양쪽 다리를 다시 몸의 정중선 방향으로 당긴다. 족관절에서는 후경골근, 비복근과 가자미근이 수축해 발목을 유선형의 족저굴곡 자세로 되돌려 글라이드(glide, 몸이 물에서 유선형 자세로 미끄러져 나아가는 것)를 가능하게 한다. 되돌리기는 고관절의 굴곡을 담당하는 대퇴직근 및 장요근과 슬관절의 굴곡을 담당하는 햄스트링을 동원해 이루어진다.

백 스쿼트(Back Squat)

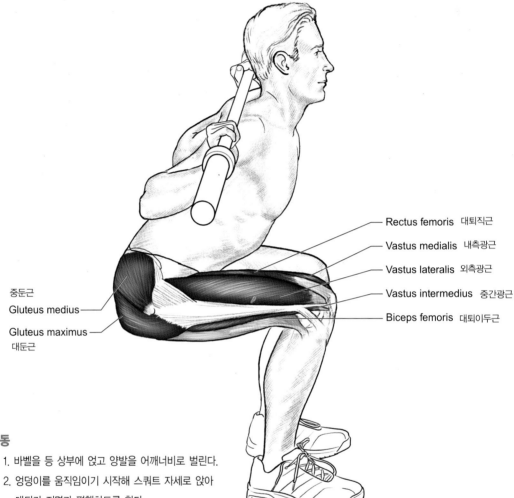

Rectus femoris 대퇴직근
Vastus medialis 내측광근
Vastus lateralis 외측광근
Vastus intermedius 중간광근
Biceps femoris 대퇴이두근

중둔근
Gluteus medius
Gluteus maximus
대둔근

운동
1. 바벨을 등 상부에 얹고 양발을 어깨너비로 벌린다.
2. 엉덩이를 움직임이기 시작해 스쿼트 자세로 앉아 대퇴가 지면과 평행하도록 한다.
3. 다리를 쭉 펴 시작 자세로 되돌아간다.

관련근육
주동근육: 대퇴직근, 내측광근, 중간광근, 외측광근, 대둔근, 중둔근

이차근육: 척추기립근, 대퇴이두근, 반건양근, 반막양근, 대내전근, 장내전근, 단내전근, 치골근, 봉공근, 박근, 복횡근, 외복사근, 내복사근

안전수칙: 부적절한 스쿼트 테크닉은 지상 훈련 또는 웨이트트레이닝에서 손상의 주요 원인들 중 하나이다. 가벼운 중량으로 시작하도록 하며, 리프팅에 익숙해졌고 공인 근력 컨디셔닝 전문가(Certified Strength and Conditioning Specialist, CSCS)에게 테크닉을 검토받았을 때에만 중량을 늘리도록 하라.

스위밍 포커스

스쿼트는 다리의 모든 주요 근육군을 동원하기 때문에 좋은 종합 운동이다. 슬관절 신근의 근력을 기르면 영법에 상관없이 킥을 할 때 힘의 생성과 지구력이 향상된다. 둔근, 특히 대둔근을 강화하면 평형에서 킥을 할 때 고관절 신전으로 생성되는 힘의 향상에 도움이 된다. 스쿼트 운동과 수영 스타트, 특히 플랫 스타트(flat start)에서 하는 움직임은 서로 비슷하기 때문에, 스쿼트는 스위머의 스타트를 향상시키는 데 주요 운동이 되어야 한다.

이 운동을 할 때에는 허리나 무릎에 손상을 일으킬 가능성 때문에 각별히 주의해야 한다. 허리를 보호하려면 초보자는 이 운동에 충분히 익숙해질 때까지 보통의 바(bar)로 해야 한다. 제5장의 서론에서 설명하였듯이 중심부 근육을 수축시켜도 허리의 보호에 도움이 된다. 무릎에

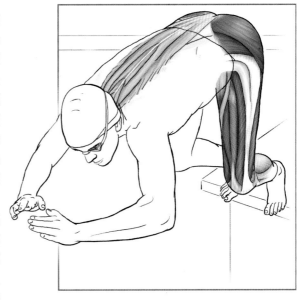

손상을 일으키는 가장 흔한 원인은 스쿼트 자세로 앉을 때 무릎을 발가락 앞으로 내밀거나 무릎을 안쪽으로 기울이는 것이다.

응용운동

오버헤드 스쿼트(Overhead Squat)

바벨을 머리 위로 올리고 하는 오버헤드 스쿼트의 장점은 이 응용운동이 몸을 똑바로 세운 자세의 유지에 초점을 두고 팔을 머리 위로 올린 자세에서 근력과 자신감을 길러준다는 것이다. 사용하는 바벨의 무게는 전통적인 스쿼트의 경우보다 훨씬 더 가벼우므로, 연결목(wooden dowel)으로 이 운동을 시작하면 아주 좋다.

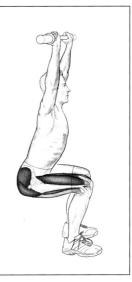

싱글-레그 스쿼트(Single-Leg Squat)

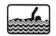

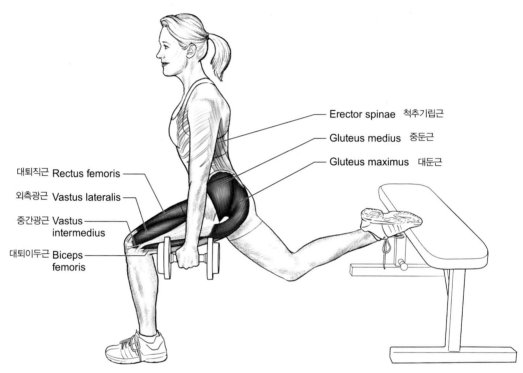

Erector spinae 척추기립근

Gluteus medius 중둔근

Gluteus maximus 대둔근

대퇴직근 Rectus femoris

외측광근 Vastus lateralis

중간광근 Vastus intermedius

대퇴이두근 Biceps femoris

운동

1. 양손에 덤벨을 들고 평평한 벤치에서 앞으로 60cm 떨어진 곳에 서서 양발을 엉덩이 너비로 벌린다.
2. 한 발을 뒤로 뻗어 발가락을 벤치에 얹는다.
3. 엉덩이로 움직임을 시작해 몸을 낮춰 앞쪽 다리의 대퇴가 지면과 거의 평행하게 한다.
4. 다리를 쭉 펴 시작 자세로 되돌아간다.

관련근육

주동근육: 대퇴직근, 내측광근, 중간광근, 외측광근, 대둔근, 중둔근

이차근육: 척추기립근, 대퇴이두근, 반건양근, 반막양근, 대내전근, 장내전근, 단내전근, 치골근, 봉공근, 박근, 복횡근, 외복사근, 내복사근

스위밍 포커스

더블-레그 스쿼트처럼 싱글-레그 스쿼트도 다리의 모든 주요 근육군을 타깃으로 한다. 싱글-레그 스쿼트의 장점은 한 번에 한쪽 다리를 구분하여 훈련시킨다는 것이며, 이는 양쪽 다리 간에 존재할 수도 있는 근육 불균형의 해소에 도움이 된다. 하지의 모든 주요 근육군을 단련시키면 스타트와 턴에서의 근력은 물론 킥에서도 근력과 지구력을 향상시킬 수 있다.

이 운동에서는 뒤쪽 다리를 균형 목적으로만 사용해야 한다. 자신감과 균형이 향상되면 벤치를 피지오볼로 대체해도 좋다. 스쿼트 자세로 몸을 낮추면서 무릎의 위치에 각별히 주의하라. 무릎이 안쪽으로 처지거나 발가락 앞으로 밀리는 것이 반복되면 테크닉에 결함이 있는 것이다. 이러한 결함을 알게 된 경우에는 중량이나 반복 횟수를 변경시켜 운동의 강도를 줄여야 한다.

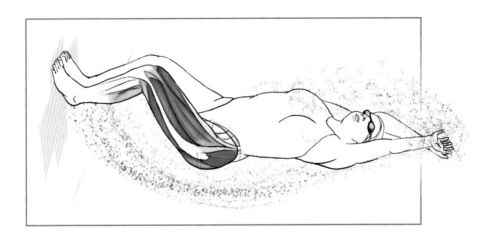

덤벨 스텝업(Dumbbell Step-Up)

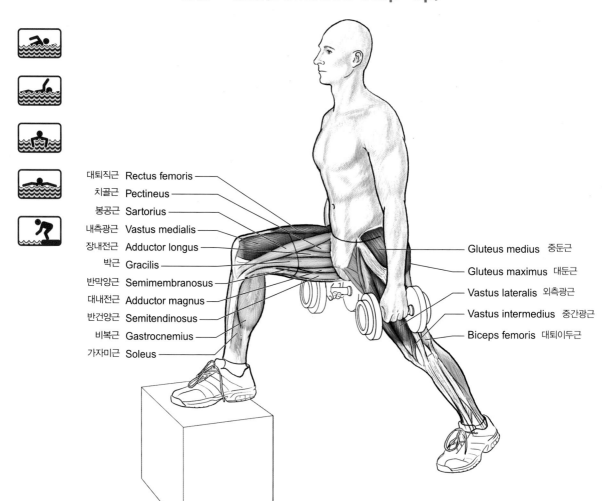

대퇴직근 Rectus femoris
치골근 Pectineus
봉공근 Sartorius
내측광근 Vastus medialis
장내전근 Adductor longus
박근 Gracilis
반막양근 Semimembranosus
대내전근 Adductor magnus
반건양근 Semitendinosus
비복근 Gastrocnemius
가자미근 Soleus

Gluteus medius 중둔근
Gluteus maximus 대둔근
Vastus lateralis 외측광근
Vastus intermedius 중간광근
Biceps femoris 대퇴이두근

운동

1. 양손에 덤벨을 들고 박스를 향해 선다.
2. 한쪽 다리를 내딛어 박스 위에 올린다. 이 다리를 통해 밀면서 몸을 위쪽으로 들어 올려 양발이 박스 위에 있도록 한다.
3. 운동을 시작한 다리를 내딛어 내린다.
4. 반대쪽 다리로 운동을 시작해 반복한다.

 안전수칙: 허리를 보호하기 위해서는 운동 내내 똑바로 선 자세를 유지해야 한다. 흔한 테크닉 오류가 몸통 상부를 앞으로 기울이는 것이다.

관련근육

주동근육: 대퇴직근, 내측광근, 중간광근, 외측광근, 대요근, 대둔근, 중둔근

이차근육: 대퇴이두근, 반건양근, 반막양근, 대내전근, 장내전근, 단내전근, 치골근, 봉공근, 박근, 비복근, 가자미근, 복횡근, 외복사근, 내복사근

스위밍 포커스

덤벨 스텝업은 다리의 모든 주요 근육군을 동시에 타깃으로 하는 또 하나의 좋은 운동이다. 이 운동으로 길러진 근력은 턴에서는 물론 스타트, 특히 하나의 다리에 대한 구분훈련 때문에 트랙 스타트(track start)에서 근력과 거리를 향상시킨다. 또한 슬관절 신근의 단련은 킥에서 힘과 지구력을 향상시킨다.

이 운동의 효과를 극대화하려면 박스 위에서 천천히 절제된 동작으로 내려오는 것을 강조하라. 박스의 높이를 변경시키면 운동의 난이도를 조절할 수 있다.

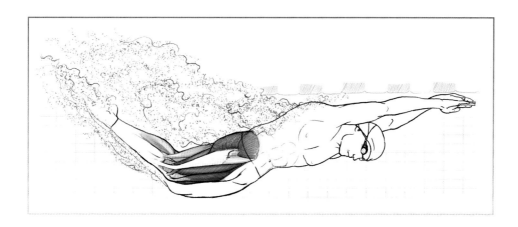

응용운동

바벨 스텝업(Barbell Step-Up)

근력이 향상되면 덤벨을 사용하는 것이 비실용적일 수도 있으며, 이러한 경우에 바벨을 사용해도 된다. 바벨을 사용할 때에는 마치 바벨 스쿼트 운동을 하는 것처럼 바벨을 승모근 위에 얹되, 덤벨을 사용하는 경우에 비해 웨이트가 무게중심에서 더 멀어진다는 점을 알아야 한다. 균형의 변화에 대비하라.

런지(Lunge)

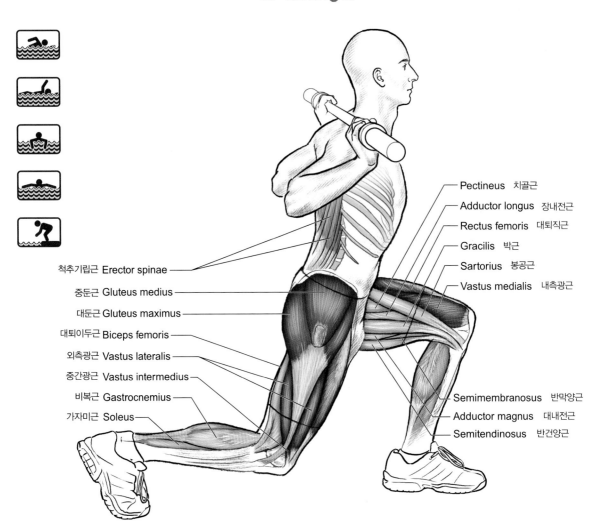

척추기립근 Erector spinae

중둔근 Gluteus medius

대둔근 Gluteus maximus

대퇴이두근 Biceps femoris

외측광근 Vastus lateralis

중간광근 Vastus intermedius

비복근 Gastrocnemius

가자미근 Soleus

Pectineus 치골근

Adductor longus 장내전근

Rectus femoris 대퇴직근

Gracilis 박근

Sartorius 봉공근

Vastus medialis 내측광근

Semimembranosus 반막양근

Adductor magnus 대내전근

Semitendinosus 반건양근

운동

1. 바벨을 등 상부에 얹고 양발을 어깨너비로 벌린다.
2. 앞으로 발을 내딛고 앞쪽 다리의 무릎을 구부려 대퇴가 지면과 평행하도록 한다. 뒤쪽 무릎이 지면에 닿지 않게 한다.
3. 앞쪽 발로 몸을 뒤로 밀어 시작 자세로 되돌아간다.

관련근육

주동근육: 대퇴직근, 내측광근, 중간광근, 외측광근, 대둔근, 중둔근

이차근육: 척추기립근, 대퇴이두근, 반건양근, 반막양근, 대내전근, 장내전근, 단내전근, 치골근, 봉공근, 박근, 비복근, 가자미근, 복횡근, 외복사근, 내복사근

스위밍 포커스

이 운동은 균형 요소를 포함하는 동적인 방식으로 다리의 모든 주요 근육군을 동원한다. 이 운동을 이용하면 킥 수행능력이 향상되고 스타트와 턴에 유익하다.

운동 중 몸통을 앞으로 기울이지 않으려면 시작 자세에서 눈높이에 있는 물체를 골라 운동 내내 그 물체에 시선을 집중하라. 이렇게 하면 머리를 들게 되므로 몸통이 똑바로 유지될 것이다. 아울러 발에 대한 무릎의 위치에 세심한 주의를 기울여라. 종료 자세에서 하퇴는 지면과 직각을 이루어야 한다.

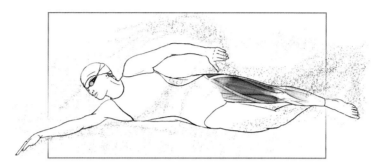

응용운동

워킹 런지(Walking Lunge)

이 응용운동을 하기 위해서는 몸을 뒤로 미는 대신 앞으로 이동시켜야 한다. 앞쪽 다리를 밀어 올리고 뒤쪽 다리를 앞으로 내딛는다.

다이애거널 앤 래터럴 런지(Diagonal and Lateral Lunge)

대각선 및 측방으로 움직이는 이 응용운동은 내전근에 가해지는 부하를 증가시켜 평영 스위머에게 더욱 유익하다. 이 운동을 지상 훈련 프로그램에 혼합시키려면 전방 런지만 하던 것을 대신해 전방 런지를 하고 이어 대각선 런지를 한 다음 측방 런지를 하는 주기를 반복하도록 하라.

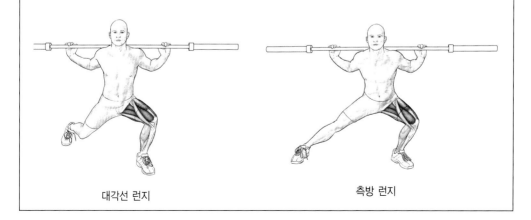

대각선 런지   측방 런지

스탠딩 힙 인터널 로테이션
(Standing Hip Internal Rotation)

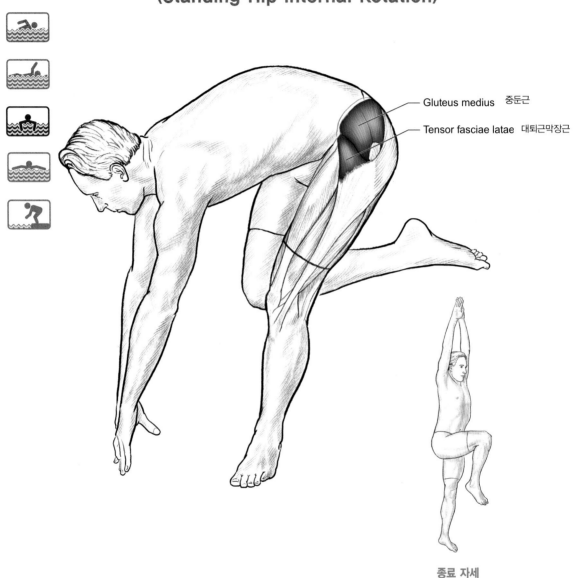

Gluteus medius 중둔근

Tensor fasciae latae 대퇴근막장근

종료 자세

운동

1. 한 발로 서서 체중을 지탱하는 발의 안쪽으로 양팔과 몸통을 뻗는다.

2. 체중을 지탱하는 다리를 회전축으로 이용한다.

3. 같은 쪽 어깨 위와 어깨 약간 뒤로 있는 천장의 한 지점을 향해 양팔과 몸통을 뻗는다.

4. 지면에 대지 않은 다리를 굽힌 자세로 유지하고 몸통과 함께 회전시키며, 무릎을 양팔과 함께 위쪽으로 천장을 향해 들어 올린다.

관련근육

주동근육: 대퇴근막장근, 중둔근, 소둔근

이차근육: 없음

스위밍 포커스

이 운동은 고관절의 내회전을 담당하는 특정 근육군을 타깃으로 하는데, 이러한 움직임은 주로 평영 킥의 되돌리기 단계에서 발뒤꿈치를 둔부 쪽으로 끌어올 때 관찰된다. 그러므로 이 운동은 평영 스위머에게 가장 유익하다. 그러나 기타 영법에서도 작지만 회전 움직임이 일어나기 때문에 기타 스위머라도 이 운동을 무시하면 안 된다. 어깨의 회전근개 근육들처럼 위 근육군은 고관절을 보호하고 안정화하도록 돕는 역할을 한다. 또한 이 운동은 특히 젊은 스위머에게 균형과 자세 제어를 가르치는 데 유용하다.

이 운동을 할 때에는 회전 움직임에 강조점을 두어야 하는데, 이것이 회전근을 타깃으로 하는 비결이기 때문이다. 아울러 지면으로 양팔을 뻗을 때 무릎을 약간만 굽힘으로써 슬관절 신근과 대둔근도 동원할 수 있다. 자신감과 근력이 길러졌다면 양손으로 메디신 볼을 들어 운동의 난이도를 높여도 된다.

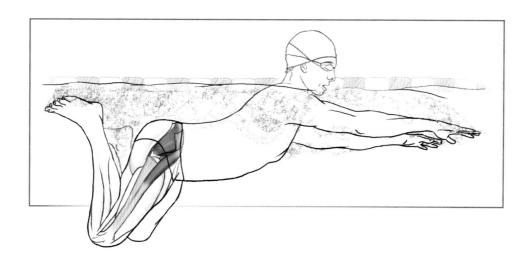

스탠딩 힙 엑스터널 로테이션
(Standing Hip External Rotation)

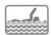

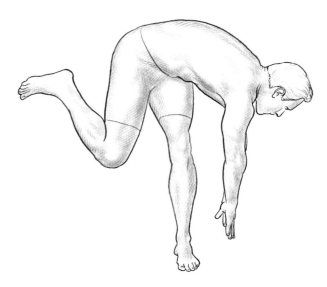

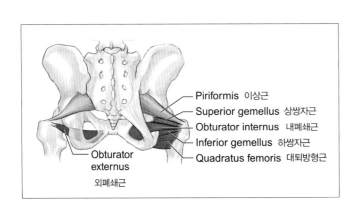

Piriformis 이상근
Superior gemellus 상쌍자근
Obturator internus 내폐쇄근
Inferior gemellus 하쌍자근
Quadratus femoris 대퇴방형근
Obturator externus
외폐쇄근

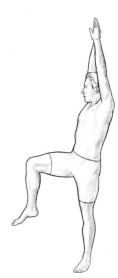

종료 자세

운동

1. 한 발로 서서 체중을 지탱하는 발 바깥쪽으로 양팔과 몸통을 뻗는다.
2. 체중을 지탱하는 다리를 회전축으로 이용한다.
3. 반대쪽 어깨 위와 어깨 약간 뒤로 있는 천장의 한 지점을 향해 양팔과 몸통을 뻗는다.
4. 지면에 대지 않은 다리를 굽힌 자세로 유지하고 몸통과 함께 회전시키며, 무릎을 양팔과 함께 위쪽으로 천장을 향해 들어 올린다.

관련근육

    주동근육: 내폐쇄근, 상쌍자근, 하쌍자근, 외폐쇄근, 대퇴방형근

    이차근육: 이상근, 대둔근, 봉공근

스위밍 포커스

고관절의 외회전을 담당하는 근육군을 타깃으로 함으로써 이 운동은 평영 킥의 추진 단계에서 생성되는 힘을 증가시키는 데 도움이 될 수 있다. 고관절의 내회전근처럼 외회전근도 고관절 안정근으로 기능하므로, 이 운동은 모든 스위머가 손상 예방 목적으로 고려해보아야 하는 운동이다. 또한 이 운동은 한쪽 다리로 하고 몸통 상부의 움직임이 함께 이루어져 균형을 향상시키고 팔과 다리 간의 움직임을 연결하는 데 유용한 운동이다. 이전 운동에서 말하였듯이 이 운동에서는 균형을 유지하는 것과 회전 움직임에 강조점을 두어야 한다. 아울러 지면으로 양팔을 뻗을 때 무릎을 약간만 굽힘으로써 슬관절 신근과 대둔근도 동원할 수 있다. 자신감과 근력이 길러졌다면 양손으로 메디신 볼을 들어 운동의 난이도를 높여도 된다.

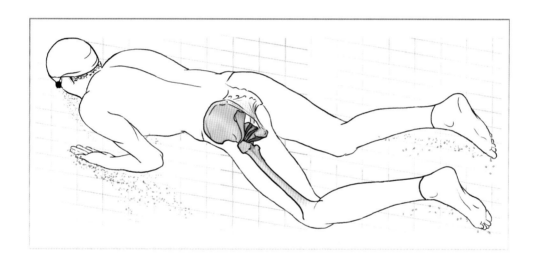

루마니아 데드리프트(Romanian Deadlift, RDL)

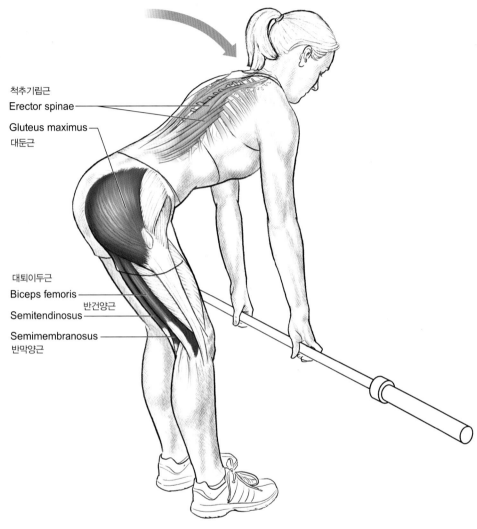

척추기립근
Erector spinae

Gluteus maximus
대둔근

대퇴이두근
Biceps femoris
반건양근
Semitendinosus
Semimembranosus
반막양근

운동

1. 오버핸드 그립으로 바벨을 잡고 양발을 어깨너비로 벌린다.
2. 무릎을 약간 구부린다.
3. 등을 곧게 편 채 엉덩이를 뒤로 밀어 바를 내리기 시작한다.
4. 햄스트링에서 신전을 느낄 때까지 바를 내린다.
5. 몸을 올려 시작 자세로 되돌아간다.

관련근육

주동근육: 대둔근, 대퇴이두근, 반건양근, 반막양근

이차근육: 척추기립근

스위밍 포커스

루마니아 데드리프트 운동의 주요 타깃은 대둔근과 햄스트링이며, 이들 근육은 스타트와 턴 이후 유선형 자세로 전환할 때 고관절의 신전에 중요하다. 또한 대둔근과 햄스트링은 평영 킥의 추진 단계에서 고관절의 신전에도 중요한 역할을 한다.

이 운동을 제대로 하려면 다음에 집중하라. 첫째, 머리를 들어야 한다. 아래로 내려다보면 어깨가 앞으로 밀리고 등에 추가로 스트레스를 주기 때문이다. 둘째, 운동 내내 등을 곧게 펴야 한다. 셋째, 움직임을 엉덩이로 국한해야 한다.

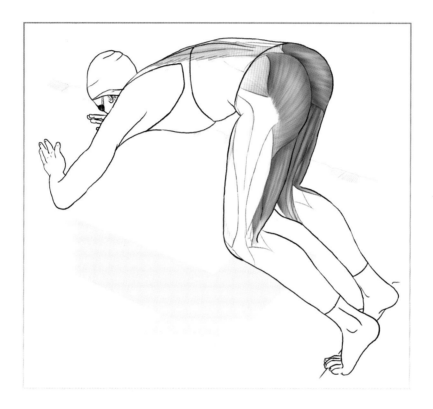

 안전수칙: 이 운동은 부적절하게 수행하면, 특히 무거운 중량을 사용할 경우에 손상 위험을 초래하므로 젊은 스위머가 해서는 안 된다.

피지오볼 햄스트링 컬(Physioball Hamstring Curl)

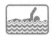

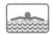

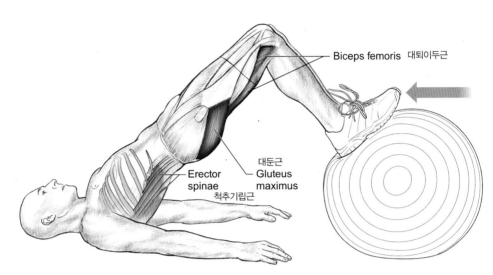

Biceps femoris 대퇴이두근

대둔근
Gluteus
maximus

Erector
spinae
척추기립근

운동

1. 등을 대고 누워 피지오볼을 발뒤꿈치 아래에 둔다.

2. 중심부 근육을 수축시키고 엉덩이를 천장 방향으로 들어 올린다.

3. 엉덩이가 처지지 않도록 하면서 발뒤꿈치를 둔부 쪽으로 당긴다.

4. 다리를 쭉 펴 몸이 발목에서 어깨에 이르기까지 일직선이 되도록 한다. 그런 다음 반복한다.

관련근육

　　주동근육: 대둔근, 대퇴이두근, 반건양근, 반막양근

　　이차근육: 척추기립근

스위밍 포커스

이 운동은 햄스트링을 강화하고자 하는 평영 스위머에게 유익하다. 또한 이 운동은 햄스트링, 대둔근과 척추기립근을 타깃으로 하기 때문에 유용한데, 이들 근육은 타이트한 유선형 자세를 유지하는 데 기여한다. 필요한 장비는 오직 피지오볼이므로 이 운동은 헬스클럽을 이용할 수 없는 사람이 햄스트링을 단련하기에 좋은 운동이다.

피지오볼 햄스트링 컬 운동을 하기 전에 우선 제6장(152페이지)에서 설명한 피지오볼 브리지 운동에 숙달해야 한다. 적절한 체위를 유지하기 위해서는 운동 내내 중심부 근육이 활성화되어야 한다. 중심부 안정근을 동원하지 못하면 엉덩이가 아래쪽으로 처지고 운동의 효과가 떨어진다. 목과 머리에 과도한 스트레스를 가하지 않으려면 어깨가 계속 지면과 닿아 있도록 해야 한다.

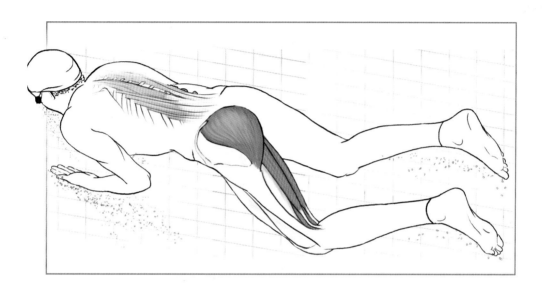

응용운동

싱글-레그 피지오볼 햄스트링 컬
(Single-Leg Physioball Hamstring Curl)

한쪽 다리를 구분하여 훈련시키려면 균형과 중심부 근력의 향상을 요하기 때문에, 이 응용운동은 더블-레그 컬을 능숙하게 수행할 수 있을 때에만 진행해야 한다. 주요 초점은 몸을 발목에서 무릎, 엉덩이와 어깨에 이르기까지 일직선으로 유지하는 데 두어야 한다.

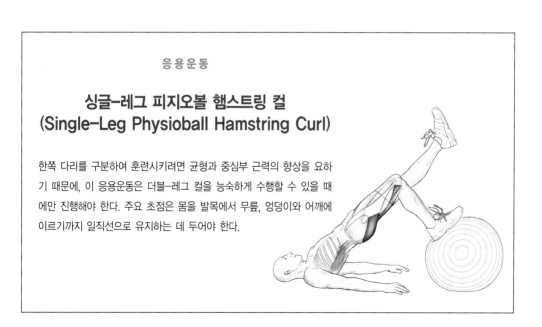

레그 컬(Leg Curl)

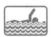

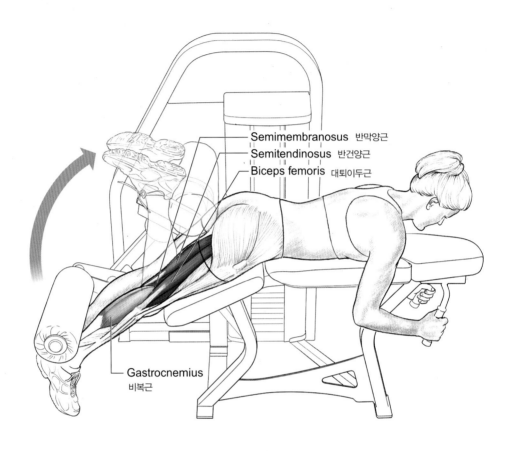

Semimembranosus 반막양근
Semitendinosus 반건양근
Biceps femoris 대퇴이두근

Gastrocnemius
비복근

운동

1. 햄스트링 컬 머신에 얼굴을 아래로 향해 누워 발뒤꿈치를 롤러 패드 밑에 댄다.
2. 발뒤꿈치를 둔부 쪽으로 아치를 그리며 당긴다.
3. 천천히 다리를 아래로 내려 시작 자세로 되돌린다.

관련근육

주동근육: 대퇴이두근, 반건양근, 반막양근

이차근육: 비복근

스위밍 포커스

햄스트링은 4가지 영법의 킥 동작에 다 적극적으로 기여하지만, 평영 킥에서 발뒤꿈치를 둔부 쪽으로 끌어오는 되돌리기 단계에서 가장 크게 동원된다. 스위머에서는 대퇴사두근이 지배하는 경향이 있어 이 근육과 햄스트링 간에 근력 불균형이 초래된다. 이러한 불균형을 해소하기 위해서는 스위머가 햄스트링을 구분하여 훈련시키는 운동을 포함시켜야 한다.

이 운동에서 평영 스위머는 발가락을 바깥쪽으로 회전시켜야 실제로 물속에서 수행하는 움직임과 흡사하게 된다. 또한 이러한 자세는 대퇴이두근의 동원을 증가시킨다. 이 운동을 할 때는 엉덩이를 벤치에서 들어 올리지 않도록 하라. 또한 움직임을 천천히 절제된 동작으로 수행하라. 롤러 패드를 둔부 쪽으로 차려 하지 말고 대신 당기도록 하라.

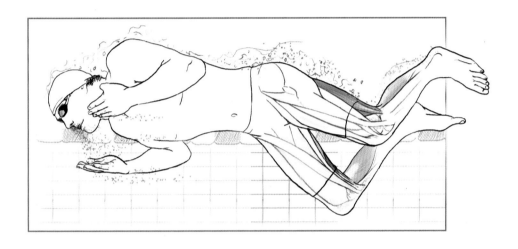

레그 익스텐션(Leg Extension)

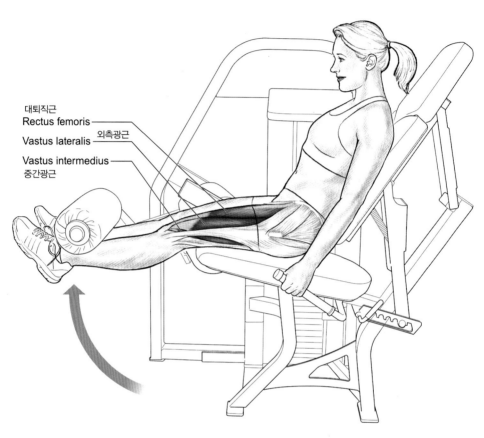

대퇴직근
Rectus femoris
외측광근
Vastus lateralis
Vastus intermedius
중간광근

운동

1. 레그 익스텐션 머신에 앉아 발목을 롤러 패드 밑에 댄다.
2. 무릎이 쭉 펴질 때까지 다리를 신전시킨다.
3. 천천히 다리를 아래로 내려 시작 자세로 되돌린다.

관련근육

주동근육: 대퇴직근, 외측광근, 중간광근, 내측광근
이차근육: 없음

스위밍 포커스

이 운동은 대퇴직근 등 대퇴사두근을 직접 타깃으로 해 4가지 영법의 킥에서 추진 단계를 강화하는 데 도움이 된다. 또한 이들 근육은 스타트를 할 때와 턴에서 벽을 밀어낼 때 하는 다리 움직임에 기여한다.

운동의 효과를 극대화하기 위해서는 종료 자세에서 무릎을 완전히 신전시키고 다리를 천천히 절제된 동작으로 내려야 한다. 이 운동을 할 때는 롤러 패드를 천장 방향으로 차려고 하는 대신 미는 데 집중하라.

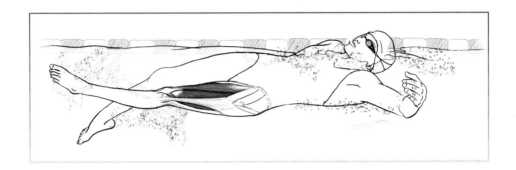

안전수칙: 현재 무릎에 통증을 경험하고 있거나 최근에 무릎 통증을 앓은 적이 있는 스위머는 이 운동을 피해야 한다. 레그 익스텐션 운동은 슬개건(patellar tendon)에 스트레스를 증가시키고 슬개골이 대퇴골로 밀리면서 슬개골의 밑면에 스트레스를 높일 수 있기 때문이다.

밴드 래터럴 셔플(Band Lateral Shuffle)

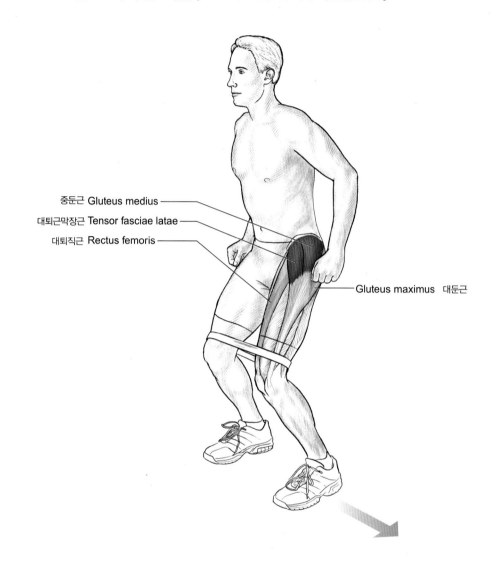

중둔근 Gluteus medius

대퇴근막장근 Tensor fasciae latae

대퇴직근 Rectus femoris

Gluteus maximus 대둔근

운동

1. 무릎을 약간 구부리고 양발을 어깨너비로 벌린 채 선다.

2. 뒤쪽 다리를 고정시킨 채 앞쪽 다리를 옆으로 30~45cm 정도 내딛는다.

3. 앞쪽 발을 지면에 내리 디딘 후 뒤쪽 발을 이동시킨다.

4. 정해진 거리나 반복 횟수에 도달할 때까지 위의 단계 2와 3을 반복한다.

관련근육

주동근육: 대퇴근막장근, 중둔근

이차근육: 대둔근, 대퇴직근

스위밍 포커스

대퇴근막장근과 중둔근은 중요한 골반 안정근이다. 또한 두 근육은 4가지 영법의 킥 동작에도 작으나마 기여를 한다. 이들 근육의 강화는 흔히 지상 훈련 프로그램에서 간과된다. 이 운동은 지상 프로그램에 포함시켜 연중 여러 시기에 주기적으로 해야 간과하지 않을 수 있다. 강하고 안정된 엉덩이에 더 의존하는 평영 스위머는 이 운동을 보다 자주 포함시켜야 한다. 슬관절 굴곡의 정도를 높이면 대퇴직근과 대둔근의 동원을 증가시킬 수 있다.

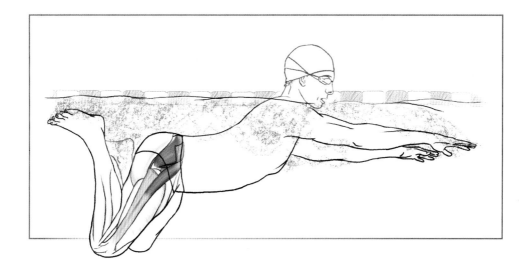

 안전수칙: 밴드를 무릎 아래로 걸치면 슬관절 주위의 건과 인대에 지나친 스트레스를 가할 수 있다.

응용운동

밴드 다이애거널 셔플(Band Diagonal Shuffle)

앞의 운동에 대각선으로 움직이는 운동을 추가하면 대퇴직근의 활성화가 크게 증가하여 4가지 영법에서 모두 킥 근력을 향상시킬 수 있다. 그러나 이 응용운동은 중둔근의 활성화를 감소시킨다.

스탠딩 힙 어덕션(Standing Hip Adduction)

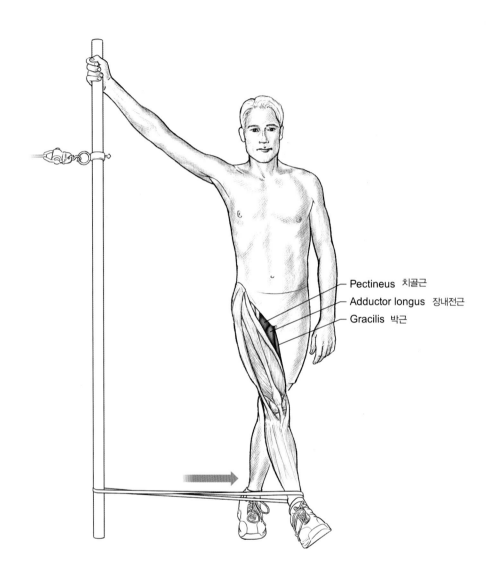

Pectineus 치골근
Adductor longus 장내전근
Gracilis 박근

운동

1. 밴드가 걸려 있는 봉 옆에 서서 봉에 가까운 발목에 밴드를 건다. 중심부 근육을 수축시켜 엉덩이를 안정화한다.

2. 밴드에 저항이 있어야 다리를 바깥쪽 측면으로 당길 수 있다.

3. 무릎을 쭉 편 채 다리를 지면에 댄 다리 앞을 가로질러 측면으로 당긴다.

4. 천천히 시작 자세로 되돌아간다.

관련근육

　주동근육: 대내전근, 장내전근, 단내전근, 치골근, 박근

　이차근육: 복횡근, 외복사근, 내복사근

스위밍 포커스

내전근을 직접 타깃으로 하면 평영 스위머가 킥의 근력과 지구력을 증가시키는 데 도움이 될 수 있다.

이 운동을 할 때에는 중심부 안정근을 수축시키고 상체를 똑바로 선 자세로 유지하면 내전근의 구분훈련에 도움이 된다. 현재 무릎에 통증을 경험하고 있거나 최근에 무릎 통증을 앓은 적이 있는 스위머는 저항 밴드를 무릎 바로 위에 걸어야 한다.

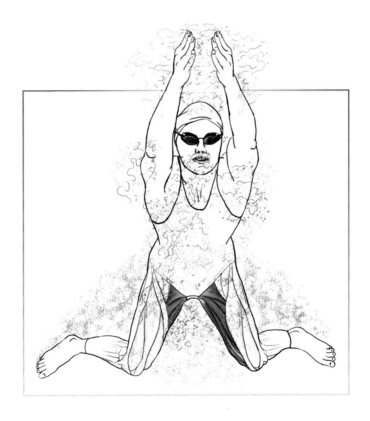

인버전 앤 에버전 앵클 밴드 스트렝데닝
(Inversion and Eversion Ankle Band Strengthening)

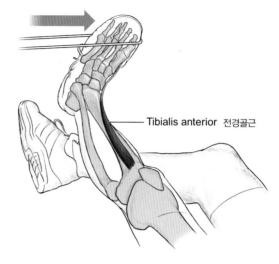

Tibialis anterior 전경골근

내번(Inversion)

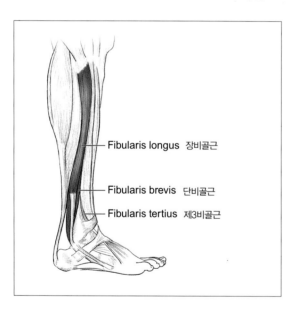

Fibularis longus 장비골근

Fibularis brevis 단비골근

Fibularis tertius 제3비골근

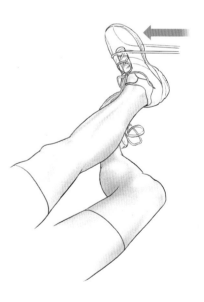

외번(Eversion)

운동(내번)

1. 한쪽 발을 지면에서 들어 다른 쪽 발로 지지하고, 저항이 고정점에서 운동하는 발의 외측으로 향하도록 밴드를 발의 앞쪽에 건다.
2. 무릎이나 엉덩이를 회전시키지 않은 채 발가락을 몸의 정중선 방향으로 당긴다.
3. 천천히 시작 자세로 되돌아간다.

운동(외번)

1. 한쪽 발을 지면에서 들어 다른 쪽 발로 지지하고, 저항이 고정점에서 운동하는 발의 내측으로 향하도록 밴드를 발의 앞쪽에 건다.
2. 무릎이나 엉덩이를 회전시키지 않은 채 발가락을 몸의 정중선에서 반대 방향으로 당긴다.
3. 천천히 시작 자세로 되돌아간다.

관련근육

주동근육: 전경골근과 후경골근(내번근), 장비골근과 단비골근(외번근)

이차근육: 장지굴근과 장무지굴근(내번근), 제3비골근(외번근)

스위밍 포커스

족관절 내번근(ankle invertor, 전경골근 및 후경골근)과 족관절 외번근(ankle evertor, 비골근육군)은 중요한 족관절 안정근이다. 이러한 근육들을 타깃으로 하는 운동을 포함시키면 족관절의 역동적 안정성을 향상시켜 이 관절의 보호에 도움이 될 수 있다. 강한 족관절 내번근은 플러터킥과 플라이킥에서 발목을 지지하고 발을 약간 내번된 자세로 유지하도록 돕는다. 족관절 외번근을 강화하면 평영에서 다리가 윕킥을 준비하려 할 때 발목과 발이 자세를 잡는 데 도움이 된다. 또한 족관절 외번근은 발목에 측면 안정성을 제공해 달리기와 같은 교차훈련(cross-training, 주 종목 외에 2가지 이상의 종목을 섞어서 운동해 경기력을 향상시키려는 훈련)을 할 때 발목 염좌의 예방에 도움이 될 수 있다.

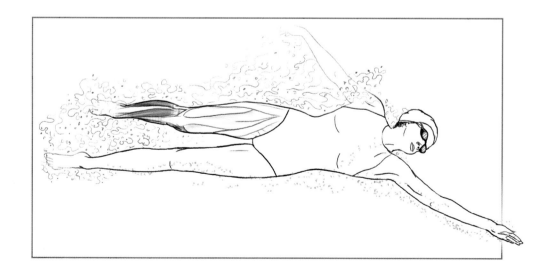

CHAPTER 8

전신 훈련 WHOLE-BODY TRAINING

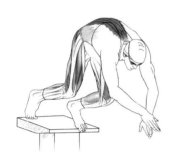

이 장은 팔, 중심부와 다리 근육의 동시 활성화를 요하는 전신 운동에 초점을 둔다. 이전 장들에서는 관절 및 근육의 해부구조, 근육의 작용과 수영에서 이들의 역할에 관한 세부사항을 설명하였기 때문에, 이 장의 초점은 전신 훈련의 중요성과 이러한 운동이 수영 경기력의 향상에 기여하는 역할을 설명하는 것이다.

이전 장들은 단일 관절이나, 아니면 움직임의 조합을 통해 팔 또는 다리의 복수 관절들을 구분하여 훈련시키는 운동에 초점을 두었다. 반면 이 장에서 소개하는 운동은 전신을 움직이면서 팔과 다리를 통합하므로 운동이 이들 부위를 중심부와 연결할 수 있다. 이러한 운동은 여러 관절과 여러 근육군을 동원하기 때문에 아주 기능적, 즉 스포츠 특이적이다.

어떤 운동에서 동원되는 관절과 근육군의 수가 증가할수록 운동의 특이성(specificity)도 높아진다. 예를 들어, 단순한 삼두근 신전(triceps extension) 운동은 주관절이란 하나의 관절과 상완삼두근이란 하나의 근육군을 구분하여 훈련시킨다. 이에 비해 이 장에서 설명하는 버피(burpee)란 운동은 다리와 팔의 움직임을 연결하고, 따라서 여러 근육군을 통합하는 전신 운동이다. 두 종류의 운동 간에 차이점은 분명하나, 여기서 제기되는 의문은 각각의 상대적인 장단점이 무엇이냐이다.

삼두근 신전 운동의 주요 장점은 단일 근육군을 구분 훈련시킨다는 것이다. 그 결과 근육에 가해지는 저항의 정도를 조절하는 것이(웨이트를 늘리거나 줄임으로써) 쉽고 초점을 삼두근의 강화로만 돌릴 수 있다. 주요 단점은 단일 관절만 동원하기 때문에 움직임이 수영 특이적이지 못하다는 것이다. 반면 버피 운동의 주요 장점은 여러 관절과 근육군을 동원하고 운동 끝 무렵에 유선형 자세로 점핑하는 것을 강조하므로 수영 특이적인 운동이라는 것이다. 기타 장점은 이 운동이 조화로운 움직임을 요하고, 중심부 근육을 활성화하며, 폭발적인 점핑 동작을 포함시킨다는 것이다. 팔과 다리의 조화로운 움직임과 중심부 근육의 활성화를 통해 스위머는 이러한 운동이 스트로크의 근력과 효율성을 향상시키는 데 도움이 된다는 점을 알게 된다. 버피와 기타 전신 운동의 단점은 여러 근육군이 동시에 동원되기 때문에 강한 근육이 약한 근육을 보상할 수 있다는 것이다. 예를 들어, 놀라울 정도로 빠른 스위머가 킥면에서는 팀에서 가장 느릴 수도 있다. 만일 이 스위머에서 상체의 스트로크 역학이 다리의 킥이 약한 것을 보상할 정도로 강하다면 이러한 경우가 생긴다. 전신 운동도 중요하지만, 보다 집중적인 상체 및 하체 다관절 운동을 하고 구분훈련 운동을 추가하여 종합적인 지상 훈련 프로그램을 구성해야 한다. 전신 운동을 총론적인 훈련이라 한다면 기타 운동은 기술적으로 영법을 미세하게 가다듬는 각론적인 훈련으로 보면 된다.

전신에 초점을 두는 외에도 여러 운동이 폭발적인 움직임을 강조한다. 특이성 원칙은 여기에도 적용된다. 스타트와 턴을 폭발적으로 하는 능력을 향상시키는 최선의 방법은 폭발적인 운동을 지상 훈련 프로그램에 도입하는 것이다. 이러한 운동에서 주요 초점은 스위머가 다리와 중심부를 통해 파워를 생성하도록 돕는 것이다. 파워 생성을 증가시키기 위해 지상 운동을 이용하는 경우에 장점은 연속해서 여러 차례 반복하는 것이 더 쉽고 테크닉 피드백 및 교정이 보다 쉽게 제공된다는 것이다.

이와 같은 운동에서는 일부 특별히 고려할 사항이 있다. 첫째는 이러한 운동이 다관절 움직임을 통합하고 있기 때문에 관절 움직임이 적절히 조화를 이루어야 한다는 점이다. 조화가 잘 이루어지지 않은 운동의 예를 들면 버피 운동을 할 때 점프를 시작하기 전에 유선형 자세에 들어가는 것이다. 유선형 자세를 조기에 시작하면 더 높이 점프하도록 돕고 힘을 생성하는 팔의 스윙 동작이 생략된다. 수영의 경우에는 스타트에서 점프 동작을 시작하기 전에 팔을 유선형 자세로 가져가는 것이다. 조화가 부족하면 전신 운동은 몇 가지로 구분된 단일 관절 운동으로 변해 스포츠 특이성이 떨어질 수 있다. 아울러 이러한 운동은 본질상 복잡하기 때문에 테크닉이 완벽해야 한다. 그러므로 이런 운동을 처음 할 때에는 운동의 양이 아니라 질에 초점을 두어야 한다. 이와 같은 권유는 특히 점핑 및 폭발적인 운동과 관련이 있는데, 절제되지 않은 폭발적인 움직임이 손상 위험을 높이기 때문만이 아니라 동반되는 착지가 다리에 스트레스를 증가시키기 때문이기도 하다. 적절한 테크닉을 터득하는 한 가지 방법은 웨이트를 거의 또는 전혀 사용하지 않은 채 운동을 시작해 근력이나 파워를 기르기 전에 적절한 테크닉을 몸에 배게 하는 것이다. 마지막으로 고려할 사항은 이러한 운동을 할 때 중심부 안정화 근육의 중요성이다. 중심부 안정근은 상체와 하체의 움직임을 연결하는 역할을 할 뿐만 아니라 등 상부와 하부를 안정화하고 보호하는 기능을 하기도 한다. 따라서 모든 운동을 시작할 때마다 중심부 안정근의 준비 자세를 잡아야 한다. 이 방법에 대해서는 제5장에서 자세히 설명했다.

올림픽 리프트(Olympic lift)라는 일련의 전신 운동이 스피드, 근력과 파워를 기르는 데 매우 유익하다. 그러나 복잡한 이 운동은 자격 있는 전문가(공인 근력 컨디셔닝 전문가 등)의 지도와 감독을 요하기 때문에 이 책에는 포함시키지 않았다. 올림픽 리프트 중에서도 적절한 지도와 감독이 가능한 경우에 상급 스위머에게 고려해보아야 하는 2가지 운동은 행 클린(hang clean)과 행 스내치(hang snatch)이다. 두 운동은 중심부와 다리에 파워를 길러주는 데 그만인 전신 운동이다. 단거리(50~100미터)가 주 종목인 스위머라면 이들 리프트 운동에서 최대의 효과를 볼 수 있다. 주요 효과는 스타트와 턴에서의 폭발성이다. 이러한 운동을 하기 위해서는 기술이 요구되기 때문에 공인 올림픽 웨이트리프팅 지도자나 공인 근력 컨디셔닝 전문가로부터 지도를 받아야 한다.

이 장에서 소개하는 모든 운동은 올림픽 리프트처럼 본질상 전신 운동이고 중심부를 통해 근력과 파워를 생성하는 데 도움이 되기 때문에 유익하다. 이러한 운동은 반드시 공인 근력 컨디셔닝 전문가의 지도와 감독을 필요로 하지 않는다는 것이 장점이다. 그럼에도 당신은 항상 이와 같은 전문가를 코치로 두고 당신의 프로그램을 감독하게 해야 당신의 테크닉에 대해 계속 피드백을 받을 수 있다는 점을 명심하라.

싱글-암 론 모우어(Single-Arm Lawn Mower)

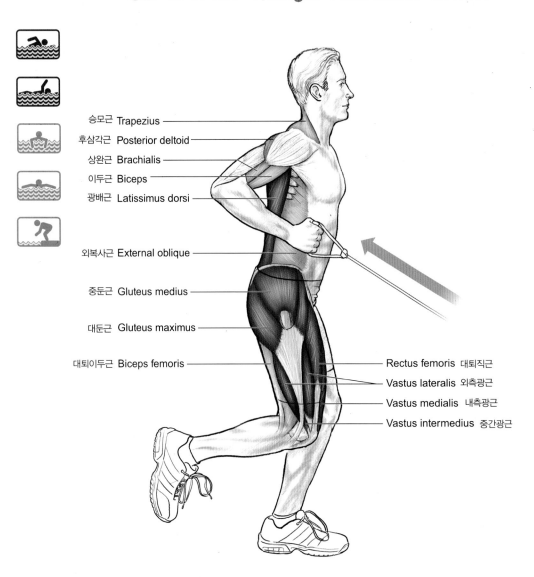

승모근 Trapezius
후삼각근 Posterior deltoid
상완근 Brachialis
이두근 Biceps
광배근 Latissimus dorsi

외복사근 External oblique

중둔근 Gluteus medius

대둔근 Gluteus maximus

대퇴이두근 Biceps femoris

Rectus femoris 대퇴직근
Vastus lateralis 외측광근
Vastus medialis 내측광근
Vastus intermedius 중간광근

운동

1. 한쪽 다리로 균형을 잡으면서 풀리 머신으로부터 약 1m 떨어진 곳에서 머신을 향해 선다. 한쪽 팔을 쭉 뻗은 채 반대쪽 손으로 등자 손잡이를 잡는다.
2. 엉덩이로 움직임을 시작해 몸을 낮추면서 동시에 팔을 움직여 론 모우어(잔디 깎는 기계) 시작 자세를 취한다.
3. 다리를 쭉 펴고 손잡이를 몸 쪽으로 당겨 똑바로 선 자세로 되돌아간다.
4. 손잡이를 몸 쪽으로 당길 때 견갑골을 뒤로 조이는 것을 강조한다.

관련근육

주동근육: 대퇴직근, 외측광근, 중간광근, 내측광근, 대둔근, 중둔근, 광배근

이차근육: 대퇴이두근, 반건양근, 반막양근, 척추기립근, 외복사근, 내복사근, 승모근, 대능형근, 소능형근, 대원근, 후삼각근, 상완이두근, 상완근

스위밍 포커스

이 운동은 팔과 다리의 움직임을 연결하고 몸통을 회전시키는 움직임을 포함시킴으로써 자유형과 배영에서 팔과 다리 간의 연결을 강화한다. 운동 끝 무렵에 견갑골 후인을 강조하므로 자유형에서 되돌리기 단계의 초반부에도 기여한다.

팔과 다리 간의 연결을 강화하려면 운동을 시작할 때 중심부를 고정시키는 것이 중요하다. 이렇게 하면 중심부 안정화 근육을 동원하게 된다. 이 운동을 할 때는 팔과 다리의 움직임을 동시에 해야 하며, 움직임을 분리시키면 교차연결 (cross-linking) 효과가 감소한다. 다리를 사용하는 기타 운동과 마찬가지로, 몸을 낮출 때에는 무릎의 앞이 발가락 끝을 넘어서는 안 된다.

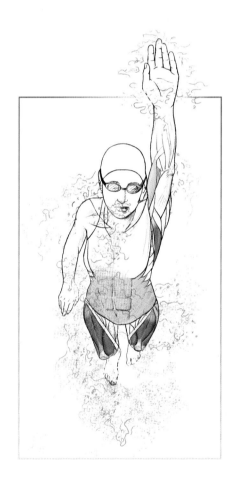

버피(Burpee)

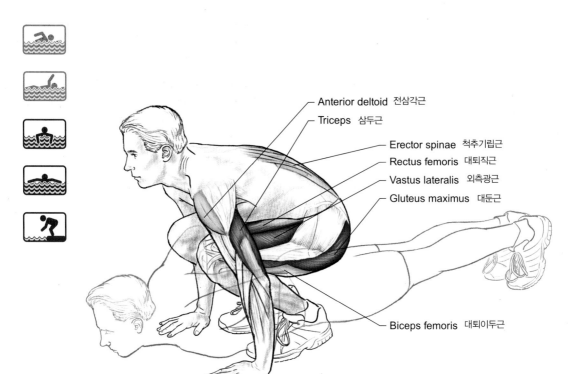

Anterior deltoid 전삼각근
Triceps 삼두근
Erector spinae 척추기립근
Rectus femoris 대퇴직근
Vastus lateralis 외측광근
Gluteus maximus 대둔근
Biceps femoris 대퇴이두근

운동

1. 선 자세에서 양손을 바닥에 대고 주저앉아 양발을 뒤로 똑바로 찬다.
2. 팔을 굽혔다가 편다(푸시업을 한다). 푸시업을 마쳤을 때 양발을 앞으로 끌어당겨 엉덩이 아래에 오도록 한다.
3. 위쪽으로 점프하고 양팔을 머리 위로 들어 올려 유선형 자세를 취한다.
4. 곧바로 주저앉아 착지 충격을 흡수하고 운동을 반복한다.

관련근육

주동근육: 대퇴직근, 외측광근, 중간광근, 내측광근, 대둔근, 대흉근, 상완삼두근

이차근육: 대퇴이두근, 반건양근, 반막양근, 척추기립근, 전삼각근

스위밍 포커스

이는 훌륭한 지상 운동으로 장비를 요하지 않아 서킷트레이닝 프로그램에 쉽게 포함시킬 수 있다. 운동의 주요 초점은 푸시업 자세에서 유선형 자세로 전환하는 것이다. 양발을 앞으로 끌어당겨 엉덩이 아래에 둘 때 신속성을 강조함으로써 접영과 평영에서 오프턴의 속도를 향상시키게 된다. 점프하여 타이트한 유선형 자세를 취하는 것은 모든 영법에서 턴 이후 몸을 유선형으로 만드는 능력을 향상시키게 된다.

일반 푸시업처럼 몸을 타이트한 자세로 유지하는 것이 중요하다. 즉 몸이 발목에서 엉덩이와 머리끝까지 일직선을 이루게 해야 한다. 허리가 처지거나 휘면 척추에 과도한 스트레스를 초래할 수 있다. 점프 후 지면으로 떨어질 때의 과도한 충격으로부터 몸, 특히 무릎을 보호하기 위해서는 무릎을 약간 굽힌 채 착지해 충격을 흡수해야 한다. 미끄러짐 방지 운동용 매트에서 이 운동을 하면 지나친 충격으로부터 다리를 보호하는 데 도움이 된다.

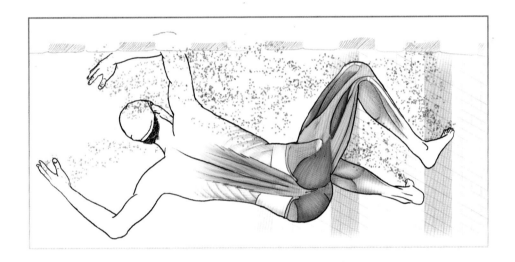

 안전수칙: 젊은 스위머의 지상 훈련 프로그램에 이 운동을 도입할 경우에는 사전에 젊은 스위머가 푸시업을 적절히 할 수 있는 근력과 근육 협동을 입증해야 한다.

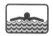

블록 점프 스타트 인투 스트림라인드 포지션
(Block Jump Start Into Streamlined Position)

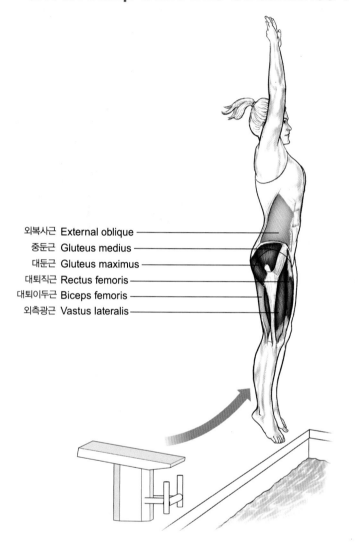

외복사근 External oblique
중둔근 Gluteus medius
대둔근 Gluteus maximus
대퇴직근 Rectus femoris
대퇴이두근 Biceps femoris
외측광근 Vastus lateralis

운동

1. 스타트대 위에서 선호하는 스타트 자세로 준비한다.

2. 스타트대를 폭발적으로 차고 나가 수직 유선형 자세를 취한다.

3. 입수할 때까지 수직 유선형 자세를 유지한다.

관련근육

주동근육: 대퇴직근, 내측광근, 중간광근, 외측광근, 대둔근, 중둔근, 척추기립근

이차근육: 대퇴이두근, 반건양근, 반막양근, 박근, 외복사근, 내복사근, 복횡근

스위밍 포커스

이 과도기적인 운동은 스타트대를 폭발적으로 차고 나가 타이트한 유선형 자세를 취하는 데 집중하도록 돕는다. 스타트대에서 점프하면서 먼저 초점은 최대 높이로 점프하는 데 두어야 한다. 그런 다음 곧바로 초점을 타이트한 수직 유선형 자세를 유지하는 것으로 돌린다. 신호에 따라 점프하도록 해 이 운동에 반응훈련 요소를 추가해도 된다.

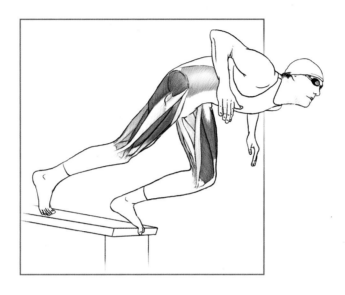

 안전수칙: 안전성 이유 때문에 이 운동은 깊이가 적어도 1.5m인 수영장에서만 해야 한다. 수영장의 깊이는 스위머가 얼마나 오래 유선형 자세를 유지해야 하는지를 좌우한다. 이보다 더 얕은 수영장인 경우에 스위머는 입수 시점에서 무릎을 약간 구부려 유선형 자세를 풀어주어야 수영장 바닥에 닿았을 때 착지 충격을 흡수할 수 있다. 더 깊은 수영장에서는 유선형 자세를 보다 오래 유지할 수 있는데, 몸 전체가 입수되었을 때까지가 이상적이다.

응용운동

드라이랜드 블록 점프 스타트 인투 스트림라인드 포지션
(Dryland Block Jump Start Into Streamlined Position)

앞의 운동을 지상에서 하는 이 응용운동은 헬스센터에서 서킷트레이닝 프로그램 또는 리프팅 프로그램에 앞의 운동을 포함시키려 할 경우에 이용할 수 있다. 다리의 관절에 과도한 스트레스를 가하지 않기 위해서는 점프 후 지면과 접촉할 때 무릎을 약간 구부려 착지 충격을 흡수해야 한다.

밴드-리지스티드 스타트(Band-Resisted Start)

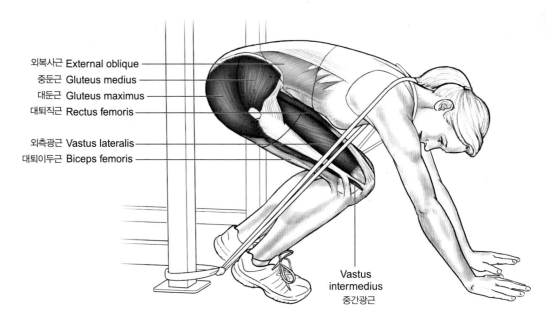

외복사근 External oblique
중둔근 Gluteus medius
대둔근 Gluteus maximus
대퇴직근 Rectus femoris
외측광근 Vastus lateralis
대퇴이두근 Biceps femoris

Vastus intermedius
중간광근

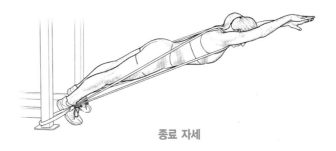

종료 자세

운동

1. 플랫 스타트 자세에서 발의 발가락과 볼을 안정된 물체에 대어 고정시킨다.
2. 각각의 밴드를 끌어당겨 대각선으로 몸에 걸치고 밴드가 걸려 있는 지점에서 반대쪽의 어깨에 고정시킨다.
3. 스타트대에서 출발하는 것과 유사하게 밴드의 저항에 대항해 폭발적으로 움직인다.
4. 팔을 뻗어 운동을 갑자기 멈추는 일이 없도록 하려면 운동 끝 무렵에 한쪽 발을 앞으로 내밀어도 된다.

관련근육

　주동근육: 대퇴직근, 내측광근, 중간광근, 외측광근, 대둔근, 중둔근, 척추기립근

　이차근육: 대퇴이두근, 반건양근, 반막양근, 대내전근, 장내전근, 단내전근, 치골근, 박근, 외복사근, 내복사근, 복횡근

스위밍 포커스

이 운동은 특히 스타트대에서 폭발적으로 차고 나가는 데 사용하는 근육을 타깃으로 한다. 이 운동의 효과를 극대화하는 비결은 스타트 자세에서 이미 밴드에 작은 장력이 가해지도록 밴드를 위치시키는 것이다. 이렇게 장력을 주면 운동 내내 저항이 증가하고 강화 효과가 향상된다.

밴드 리지스티드 스타트를 가능한 한 현실적인 운동이 되게 하려면 일반 스타트에서 하는 경우와 마찬가지로 유선형 자세로 전환하는 데 집중해야 한다. 등을 보호하기 위해서는 운동을 시작할 때 중심부 안정화 근육의 준비 자세를 잡고 운동 내내 고정시켜야 한다. 앞으로 움직이는 운동이 끝난 후에는 한쪽 발을 앞으로 내밀어 몸을 안정시켜도 좋다. 팔을 뻗어 쭉 뻗은 손으로 떨어지는 몸을 받치면 흔히 팔에 손상을 일으킨다.

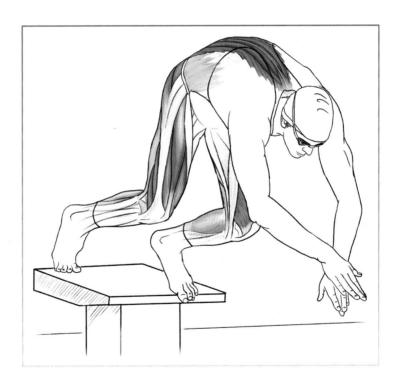

 안전수칙: 이 운동은 복잡하기 때문에 젊은 스위머가 해서는 안 된다.

박스 점프(Box Jump)

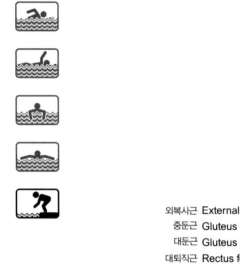

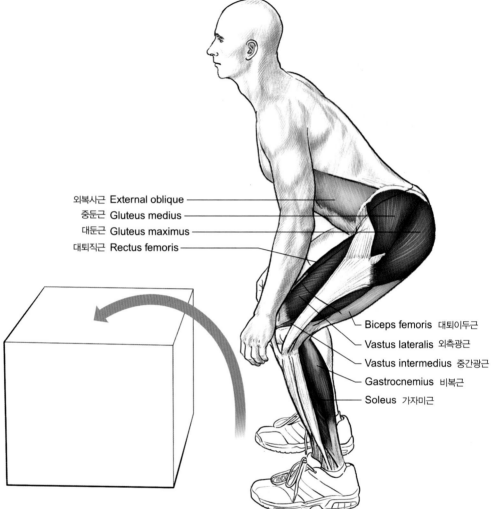

외복사근 External oblique
중둔근 Gluteus medius
대둔근 Gluteus maximus
대퇴직근 Rectus femoris

Biceps femoris 대퇴이두근
Vastus lateralis 외측광근
Vastus intermedius 중간광근
Gastrocnemius 비복근
Soleus 가자미근

운동

1. 플라이오메트릭 박스(plyometric box)에서 앞으로 15~20cm 떨어진 곳에 서서 몸을 약간 낮춰 쿼터 스쿼트 자세(quarter-squat position)를 취한다.

2. 박스 위로 뛰어 올라 양발이 몸의 바로 밑에 있고 무릎을 약간 굽힌 상태로 착지한다.

3. 박스 위에 똑바로 서 움직임을 종료한다.

4. 천천히 절제된 동작으로 박스에서 걸어 내린다.

관련근육

주동근육: 대퇴직근, 내측광근, 중간광근, 외측광근, 대둔근, 중둔근, 비복근, 가자미근

이차근육: 대퇴이두근, 반건양근, 반막양근, 외복사근, 내복사근, 복횡근, 척추기립근

스위밍 포커스

박스 점프는 다리의 속도와 근력을 길러줘 스타트와 턴에서 폭발적으로 움직이는 능력을 향상시키는 유용한 운동이다. 박스 위로 뛰어 오르는 박스 점프는 그냥 높이 뛰는 보통의 점프에 비해 2가지 주요 이점이 있는데, (1) 박스의 높이가 동기를 부여하는 목표 역할을 하고 (2) 박스 위에 착지하면 다리에 가해지는 스트레스가 감소한다는 것이다. 또한 박스 점프는 점프 높이를 증가시키기 위해 팔을 사용하는 방법을 배우는 데 좋은 운동이며, 이는 스타트에서 거리와 속도를 향상시킨다. 점프를 시작할 때 팔을 폭발적으로 움직이면 점프 높이를 증가시킬 수 있다.

이 운동과 관련된 2가지 흔한 오류는 정말로 공중으로 뛰어 오르는 대신 다리를 가슴으로 밀어 올리는 것과 가슴을 들지 않는 것이다.

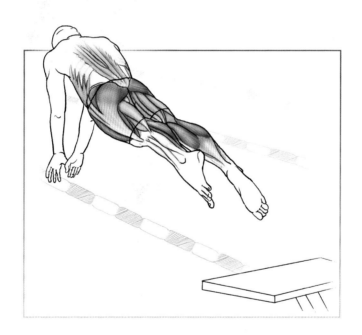

 안전수칙: 다리에 과도한 스트레스를 가하지 않기 위해서는 박스에서 뛰어 내리는 대신 부드럽게 걸어 내려야 한다.

다이애거널 케이블 컬럼 리프트(Diagonal Cable Column Lift)

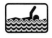

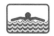

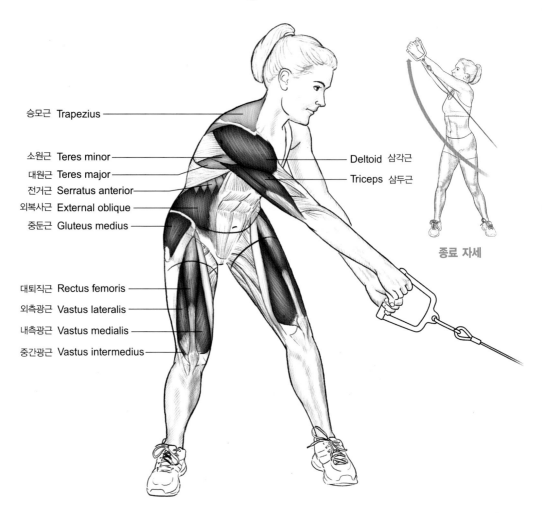

승모근 Trapezius

소원근 Teres minor
대원근 Teres major
전거근 Serratus anterior
외복사근 External oblique
중둔근 Gluteus medius

Deltoid 삼각근
Triceps 삼두근

대퇴직근 Rectus femoris
외측광근 Vastus lateralis
내측광근 Vastus medialis
중간광근 Vastus intermedius

종료 자세

운동

1. 케이블 풀리 머신에서 옆으로 60cm 거리에 서서 양발을 어깨너비로 벌린다.
2. 몸을 하프 스쿼트 자세(half-squat position)로 낮추고 양팔을 아래로 몸을 가로질러 뻗어 풀리 손잡이를 잡는다.
3. 통합된 움직임으로, 다리를 쭉 펴면서 손잡이를 바깥쪽 어깨 위로 아치를 그리며 당겨 올린다.
4. 천천히 시작 자세로 되돌아간다.

관련근육

주동근육: 대퇴직근, 내측광근, 중간광근, 외측광근, 대둔근, 중둔근, 척추기립근, 외복사근, 내복사근, 전삼각근, 중삼
각근, 후삼각근, 상완삼두근

이차근육: 대퇴이두근, 반건양근, 반막양근, 전거근, 승모근, 대원근, 소원근, 극상근, 대능형근, 소능형근

스위밍 포커스

이 운동에서 양팔을 머리 위로 뻗는 움직임은 스위머, 특히 배영 스위머가 스트로크를 시작할 때 자신감과 근력의 향상에 도움이 된다. 또한 대각선 및 회전 움직임이 통합되어 있어 이 운동은 중심부 근육을 강화하면서 동시에 팔과 다리 간의 연결을 향상시키기에 좋은 운동이다. 아울러 다리 움직임은 모든 스위머가 스타트와 턴에서 근력을 향상시키는 데 도움이 된다. 이 운동은 배영에 특히 유용한데, 스위머가 벽을 차고 스타트를 하는 경우와 비슷한 방식으로 팔과 다리의 움직임을 연결하는 데 집중하도록 해주기 때문이다.

운동을 시작할 때 스쿼트 자세를 더 낮추면 다리를 보다 강조할 수 있다. 기타 다리 운동에서처럼, 무릎이 발가락 끝을 넘어서지 않도록 하라. 운동에 몸통 회전 움직임을 포함시키기 위해서는 운동 내내 시선으로 양손의 궤적을 따라가면 된다.

이 운동을 젊은 스위머에게 도입하는 좋은 방법은 저항 없이 시작해서 나중에 가벼운 메디신 볼을 사용하는 것이다.

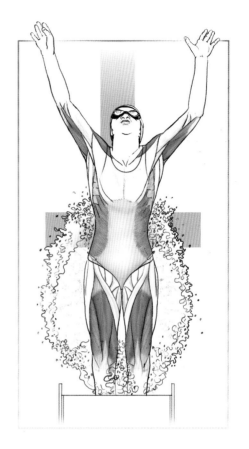

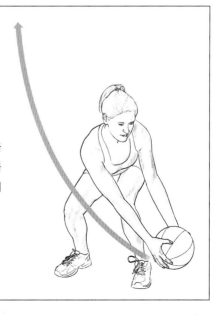

응용운동

다이애거널 메디신 볼 리프트 (Diagonal Medicine Ball Lift)

메디신 볼을 저항으로 이용하면 앞의 운동에 폭발적인 움직임을 추가할 수 있다. 메디신 볼로 움직일 때는 어깨 위로 메디신 볼을 던져 올리는 것을 강조해 양팔을 어깨 너머로 높이 뻗는 데 집중하라.

EXERCISE FINDER

근육 이름

– 주요 근육이름을 영어, 한자어, 한글명으로 정리하였습니다.

A.

Adductor longus	장내전근	긴모음근
Adductor magnus	대내전근	큰모음근
Anconeus	주근	팔꿈치근
Anterior deltoid	전삼각근	앞어깨세모근

B.

Biceps	이두근	두갈래근
Biceps brachii	상완이두근	위팔두갈래근
Biceps femoris	대퇴이두근	넙다리두갈래근
Brachialis	상완근	위팔근
Brachioradialis	상완요골근	위팔노근

D.

Deltoid	삼각근	어깨세모근

E.

Erector spinae	척추기립근(척주기립근)	척주세움근
Extensor carpi radialis brevis	단요측수근신근	짧은노쪽손목폄근
Extensor carpi radialis longus	장요측수근신근	긴노쪽손목폄근
Extensor carpi ulnaris	척측수근신근	자쪽손목폄근
External oblique	외복사근	배바깥빗근

F.

Fibularis brevis	단비골근	짧은비골근
Fibularis longus	장비골근	긴비골근
Fibularis tertius	제삼비골근	셋째비골근
Flexor carpi radialis	요측수근굴근	요골쪽손목굽힘근(노쪽손목굽힘근)
Flexor carpi ulnaris	척측수근굴근	자쪽손목굽힘근
Flexor digitorum	지굴근	굽힘근
Flexor digitorum superficialis	천지굴근	얕은손가락굽힘근

G.

Gastrocnemius	비복근	장딴지근
Gluteal muscle	둔근	둔부근
Gluteus maximus	대둔근	큰볼기근
Gluteus medius	중둔근	중간볼기근
Gluteus minimus	소둔근	작은볼기근
Gracilis	박근	두덩정강근

H.

Hamstrings	햄스트링(슬굴곡근)	뒤넙다리근

I.

Iliacus	장골근	엉덩근
Inferior gemellus	하쌍자근	아래쌍동이근
Infraspinatus	극하근	가시아래근
Internal oblique	내복사근	배속빗근

L.

Latissimus dorsi	광배근	넓은등근
Lower trapezius	하승모근	아래등세모근

M.

Middle deltoid	중삼각근	중간어깨세모근

O.

Obturator externus	외폐쇄근	바깥폐쇄근
Obturator internus	내폐쇄근	속폐쇄근

P.

Palmaris longus	장장근	긴손바닥근
Pectineus	치골근	두덩근
Pectoralis major	대흉근	큰가슴근
Pectoralis minor	소흉근	작은가슴근
Piriformis	이상근	궁둥구멍근
Posterior deltoid	후삼각근	뒤어깨세모근
Psoas major	대요근	큰허리근

Q.

Quadratus femoris	대퇴방형근(대퇴사두근)	넙다리네갈래근

R.

Rectus abdominis	복직근	배곧은근
Rectus femoris	대퇴직근	넙다리곧은근
Rhomboid major	대능형근	큰마름모근
Rhomboid minor	소능형근	작은마름모근
Rhomboids	능형근	마름모근

S.

Sartorius	봉공근	넙다리빗근
Semimembranosus	반막양근(반막상근)	반막모양근
Semitendinosus	반건양근(반건상근)	반힘줄모양근
Serratus anterior	전거근	앞톱니근
Soleus	가자미근	가자미근
Splenius capitis	두판상근	머리널판근

Sternocleidomastoid	흉쇄유돌근	목빗근
Subscapularis	견갑하근	어깨밑근
Superior gemellus	상쌍자근	위쌍동이근
Supinator	회외근	손뒤침근
Supraspinatus	극상근	가시위근

T.

Tensor fascia latae	대퇴근막장근	넙다리근막긴장근
Teres major	대원근	큰원근
Teres minor	소원근	작은원근
Tibialis anterior	전경골근	앞정강근
Transversus abdomins	복횡근	배가로근
Trapezius	승모근	등세모근
Triceps	삼두근	세갈래근
Triceps brachii	상완삼두근	위팔세갈래근

V.

Vastus intermedius	중간광근	중간넓은근
Vastus lateralis	외측광근	가쪽넓은근
Vastus medialis	내측광근	안쪽넓은근

모든 운동은 신체를 아는 것으로부터!!

요가 아나토미 개정판
해부학적으로 쉽게 배우는 요가

요가 아나토미는 완전히 새로운 관점에서 각각의 요가 동작을 보여준다. 즉, 정확한 요가 자세 뿐만 아니라 요가 동작을 할 때 호흡의 흐름과 근육, 관절 움직임의 해부구조를 엑스레이 필름을 보듯이 투영해서 볼 수 있도록 정리한 요가 교재이다.

저자: 레슬리 카미노프 · 에이미 매튜스
역자: 한유창 이종하 오재근
가격: 24,000원

▶ 원정혜 박사 추천도서

필라테스 아나토미 개정판
해부학적으로 쉽게 배우는 필라테스

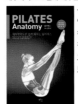

상세한 설명과 단계적인 지침, 그리고 명쾌한 해부 그림을 통해 필라테스 운동과 프로그램의 내부를 들여다보게 한다.

저자: 라엘 아이자코비츠 · 캐런 클리핑어
역자: 이지혜 오재근 최세환 한유창
가격: 25,000원

스트레칭 아나토미 3판 개정
해부학적으로 쉽게 배우는 스트레칭

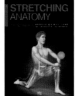

『스트레칭 아나토미』는 여러 분야의 전공에 도움이 되는 책이다. 의학, 간호학, 체육, 물리치료, 스포츠마사지, 에어로빅, 무용, 육상, 구기운동, 보디빌딩 등 자신의 전공에 맞게 이 책을 응용할 수 있다.

저자: 아놀드 G. 넬슨 · 주코 코코넨
역자: 오재근 이종하 한유창
가격: 23,000원

보디빌딩 아나토미 개정판
신체 기능학적으로 배우는 웨이트트레이닝

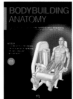

보디빌딩 아나토미는 스포츠 지도자는 물론이고 사회체육을 전공하는 대학생, 보디빌더, 보디피트니스 선수, 퍼스널 트레이너, 그리고 야구, 축구 등 각 종목 체력 담당 트레이너 및 1·2급 생활스포츠지도사 및 전문스포츠지도사 자격을 취득하기 위해 준비하는 수험생들의 필독서이다.

저자: 닉 에반스
역자: 창용찬
가격: 25,000원

골프 아나토미 개정판
신체 기능학적으로 배우는 골프

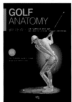

비거리 향상과 정확한 샷 게임 능력 향상, 그리고 부상 없이 골프를 즐기는 것 이는 모든 골퍼들의 바램일 것이다. 『골프 아나토미』는 이러한 골퍼들의 바람을 충족시켜 줄 수 있는 몸을 만드는 데 큰 도움이 되는 책이다.

저자: 크레이그 데이비스 · 빈스 디사이아
역자: 박영민 오재근 이종하 한유창
가격: 28,000원

보디웨이트 트레이닝 아나토미
신체 기능학적으로 배우는 보디웨이트 트레이닝

보디웨이트 트레이닝의 과학과 운동방법을 배울 수 있는 특별한 책으로, 언제 어디서나 할 수 있는 가장 효과적인 보디웨이트 운동 156가지가 컬러 해부 그림, 단계적인 운동 설명 및 상세한 운동 지침을 통해 소개되어 있다.

저자: 브레트 콘트레라즈
역자: 정태석 홍정기 오재근 권만근
가격: 22,000원

달리기 아나토미 개정판
신체 기능학적으로 배우는 달리기의 모든 것

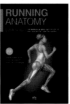

달리기에 적합한 근력, 스피드, 지구력을 향상시키는 비법과 동작의 효율성을 최적화하는 법, 부상을 최소화하는 법, 장비에 관한 것 등 달리기에 대한 모든 것을 알려준다.

저자: 조 풀리오 · 패트릭 밀로이
역자: 최세환 오재근 한유창
가격: 24,000원

수영 아나토미
신체 기능학적으로 쉽게 배우는 수영

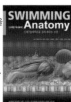

수영에 적합한 근력, 스피드, 지구력을 길러주는 운동과 47가지 영법에서의 근골격계 역할을 그림으로 보여준다.

저자: 이안 맥클라우드
역자: 오재근 육현철 이종하 최세환 한규조
가격: 19,000원

▶ 최일욱, 지상준, 김진숙 감독 추천도서

무술 아나토미
신체 해부학적으로 배우는 무술

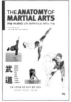

태권도 용무도 합기도 유도 검도 쿵푸 무에타이 등 무술 수련자를 위한 최고의 훈련 지침서로 차기 메치기 넘기기 등에 사용되는 근육에 대한 해부학적 운동 가이드이다.

저자: 노먼 링크 · 릴리 쵸우
역자: 오재근 조현철 김형돈 이재봉 최세환
가격: 19,000원

축구 아나토미 개정판
신체 기능학적으로 쉽게 배우는 축구

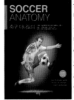

근력, 스피드, 민첩성과 순발력을 길러 축구 경기력을 향상시키는 비법을 알려준다. 선수, 코치 혹은 팬이든, 진정한 축구인이라면 반드시 읽어야 할 책이다.

저자: 도널드 T. 커켄달 · 애덤 L. 세이어즈
역자: 이용수 오재근 천성용 정태석 한유창
가격: 27,000원

댄스 아나토미
해부학적으로 쉽게 배우는 댄스

무용을 배우는 학생 뿐만 아니라 무용교사, 안무가, 댄서를 치료하는 의료인에게 매우 유용한 책이다.

저자: 재키 그린 하스
역자: 제임스 전 오재근 김현남 이종하 장지훈 황향희
가격: 21,000원

▶ (사)서울발레시어터 단장 김인희 추천도서

사이클링 아나토미 개정판
신체 기능학적으로 배우는 자전거 라이딩

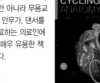
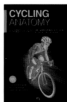

사이클링에서 파워를 최대화하고 부상을 최소화하며, 운동 수행능력을 최고로 향상시킬 수 있는 89가지의 가장 효과적인 운동법이 담겨 있다.

저자: 새넌 소븐덜
역자: 이종하 오재근 한유창
가격: 28,000원